# Service-Telefon 0130 - 86 3 4 48

Rufen Sie uns an, wenn Sie Fragen zum Einsortieren der Folgelieferung haben, wenn Ihnen Folgelieferung fehlen, oder wenn Ihr Werk unvollständig ist.

**Wir helfen Ihnen schnell weiter!**

## Der Inhalt dieser Folgelieferung

| Titel des Beitrags | aktualisiert | neu, bzw. erweitert | Seiten |
|---|---|---|---|
| Aktuelles | | X | 19 |
| Kohlendioxidbäder | | X | 17 |
| Massage: Allgemeine Grundlagen, Teil 3: Physiologische Effekte | | X | 24 |
| Geschichte der Elektrotherapie und ihrer Beziehung zum Heilmagnetismus | | X | 14 |
| Kommentar: Weißdorn | | X | 1 |
| Oleander (Nerium Oleander L., Oleandri folium) | | X | 6 |
| Gutachten zum Stand des Nachweises der Wirksamkeit von Nerium Oleander in der Indikation Herzinsuffizienz | | X | 3 |
| Klassische Homöopathie in Grundzügen | | X | 29 |
| Allgemeine Grundlagen der Anthroposophischen Medizin, Teil 1: Aspekte zu Gesundheit, Krankheit und Heilung | | X | 19 |
| Diverse Verzeichnisse | X | | 23 |
| Gesamt | | | 155 |

Vorgesehener Seitenpreis (inkl. 7 % MwSt.) ca.: DM 0,52
Diese Folgelieferung: Preis DM 83,–; Seiten: 155; tatsächlicher Seitenpreis
(inkl. 7 % MwSt.): DM 0,54

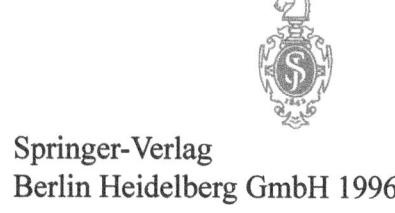

Springer-Verlag
Berlin Heidelberg GmbH 1996

**Begleitschein**

Sehr geehrte Frau Kollegin,
sehr geehrter Herr Kollege,

beiliegend erhalten Sie die neue Folgelieferung
zu Ihrem SpringerLoseblattSystem **Naturheilverfahren.**
Wir wünschen Ihnen eine anregende Lektüre.

Herausgeber
Verlag
Redaktionsteam

ISBN 978-3-540-60810-3      ISBN 978-3-662-25283-3 (eBook)
DOI 10.1007/978-3-662-25283-3

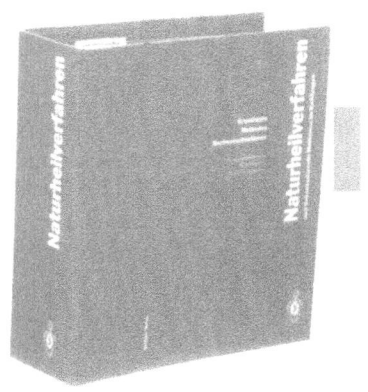

**Überblick** über wichtige Nachrichten der letzten vier Monate für Abonnenten des SpringerLoseblattSystems »Naturheilverfahren« bis März 1996.

Malte Bühring, Jens Meyer-Wegener, Karin Schick

INHALT: Gesundheitspolitik • Aus Forschung und Praxis • Kongresse • Bücher • Termine

## Editorial

Es scheint ja alles nichts gewesen zu sein: Die »Imponderabilien« elektrischer und magnetischer Kräfte, die »electrische Materie« und der Nervensaft, der »tierische Magnetismus«, das »magnetische Wasser«, die »magnetischen Kuren«, die »transplantatio morborum« mit Magneten, die mesmeristische Kur und die magnetischen Armreifen, Amulette und Gürtel. Ist Kupfer vielleicht doch kein so ganz guter Schutz gegen Cholera? Auch die geschilderte Wunderheilung in Nachfolge der Jungfer Österlin hat wohl nicht endgültig überzeugt.

Was waren diese von Schott noch einmal zusammengefaßten Imponderabilien und dieses Fluidum? Von Mesmer wissen wir, daß die universelle »Allflut« eine sehr viel feinere physikalische

**Zum Beitrag »Geschichte der Elektrotherapie...« von H. Schott**

Substanz ist als diejenige, die von der Elektrizität und dem Magnetismus ausgeht. Wir sind also wohl bei der Metaphysis des Menschen? Kritiker erklären die oft unbestreitbaren Heilerfolge des Franz Anton Mesmer (1734–1815) mit Imagination. Reste dieser Therapie haben sich bis heute erhalten.

Prinzipiell sind solche Überlegungen und Bemühungen sympathisch, sie fragen nach einem Mehr des Menschen, nach mehr als nur der objektivierenden Analyse moderner Naturwissenschaft. Ein endgültiges und einheitliches Urteil ist über Mesmer wohl noch nicht gefällt worden, aber auch schon lange vor ihm haben sich kluge Köpfe mit Heilmagnetismus u.ä. beschäftigt.

Theoretische Grundlagen zur Magneto- und Elektrotherapie waren immer das Kind ihrer Zeit, so ist es auch noch heute. Moderne Elektrotherapie hat viel Wissen um die Zellmembran und ihre Kanäle, um Rheobase, Chronaxie und Refraktärzeit zusammengestellt, trotzdem sind die klinischen Erfolge wissenschaftlicher Elektrotherapie wahrscheinlich nicht sehr viel größer als zu Zeiten des großen Magnetopathen an der Wende zum 19. Jahrhundert, vielleicht sind sie sogar weniger groß. In kontrollierten Studien wirkt der elektrische Strom häufig nicht besser als Scheinbehandlungen in der Kontrollgruppe, Elektrotherapie legt sich mit solchen Untersuchungen selber lahm.

Aber wir arbeiten jetzt mit einem modernen theoretischen Konzept, welchem der aufgeklärte Arzt mit klarem Kopf und gutem Gewissen folgen kann. Wenigstens die physiologischen Grundlagen seines theoretischen Konzeptes sind nicht grundsätzlich falsch. Sie sind das ehrliche Produkt jahrzehntelanger wissenschaftlicher Arbeit, Schott datiert den Beginn moderner Elektrotherapie in die Zeit Michael Faraday's von 1791–1861. Mit diesen wissenschaftlichen Grundlagen und hieraus abgeleiteter Überzeugung bleibt der Arzt, was auch schon Mesmer gewesen ist:
Die bekannte Droge, heute im weißen Kittel.

Wie ist es nun mit der Diagnostik und Therapie bei den modernen Außenseitern? Es werden »meridianspezifische Schwingungen« abgerufen, »Energien« differenziert und quantifiziert, elektromagnetische Schwingungen in gesunde und pathologische getrennt, pathologische Schwingungen werden in »Gegenphase« zurückgeführt, daß sie sich selbst »auslöschen«. Es handelt sich um eine »ganzheitliche« Medizin mit »Bioresonanz« und »Bio-Kommunikation«, mit Kräften der »fünften Dimension« und mit »sechsdimensionalen Hyperwellen«.

Eines dieser diagnostischen Verfahren bezeichnet sich als Anthroposkopie. Welche Vorstellungen mag sich der Autor vom Menschen gebildet haben? Wir können hier keine der immer wieder beanspruchten Entwicklungen in Richtung einer Ganzheitlichkeit oder eines Holismus in der Medizin erkennen.

Wir wollen und können über die alten Behandlungen mit Magneten und Strömen (auch schon deutlich vor Franz Anton Mesmer) an dieser Stelle nicht urteilen, vielleicht waren sie ja tatsächlich unsinnig. In ihrem intellektuellen Anspruch und als monadischer Versuch sind sie den modernen Apparaten weit überlegen. Letztere erscheinen gegenüber den älteren Vorstellungen als Blasphemie. Wahrscheinlich sind die modernen Anthroposkopöre über diese Vorgeschichte nicht einmal informiert.

Wir wollen den Begriff einer »Imagination« in ein Positives kehren: Sie ist dann die innere Zuwendung, die Vorstellung, die Bewußtheit und die »awareness« von einem Körperteil, die Angelsachsen sprechen von »imagery«. In moderner Elektrotherapie wird sie durch die angelegten Elektroden und durch die Aufmerksamkeit des Therapeuten gefördert und fokussiert.

Ist solche Therapie aber noch legitim? Wir glauben ja. Den Nutzen und den Wert solcher psychischen Einflußnahme kennen wir spätestens seit dem autogenen Training und der körperorientierten Psychotherapie. Vielleicht sind letztere etwas ehrlicher als dermaßen verstandene Elektrotherapie – wenn man sie denn so verstehen darf.

Dann dürfte Elektrotherapie bei der klinischen Evaluation aber nicht gegen eine Scheinbehandlung geprüft werden, zumindest nicht, wenn es um den klinischen Nutzen geht. Auch der Scheinbehandlung sind vergleichbare psychische und suggestive Wirkungen eigen. Will Physikalische Therapie auch solches »Placebo« zulassen – und sie kann und sie darf es nach meinem Verständnis nicht anders –, muß sie anders fragen: Hilft eine solche Behandlung inklusive des gesamten Drum und Dran oder hilft sie nicht, die Kontrolle kann nur in einem »gar keine Therapie« als drittem Arm bestehen.

Dann geht es nur noch um die Moral und um die Ethik solcher Behandlung: Einmal angenommen, sämtliche kontrollierten Studien gingen fehl (in Wirklichkeit sind es nur sehr viele bzw. die meisten), ist dann eine fromme Lüge mit Kabeln, Elektroden und einem Kribbeln auf der Haut noch legitim? Die Frage wäre schwer zu beantworten.

Für den modernen elektro-diagnostischen und -therapeutischen Zauber fällt diese Antwort leichter. Als erstes erscheinen die beanspruchten Wirkungsmechanismen und Hypothesen dümmlich bis arrogant. Wir erfahren es immer wieder: Kaum einer der Anwender weiß, was er z.B. unter fünfter Dimension und sechsdimensionaler Hyperwelle verstehen soll. Das »Hauptsache, es hilft« vermag uns nicht zu überzeugen.

Wir sind dann im Bereich einer magischen oder einer Guru-Medizin, wo jetzt aber selbst der Arzt nicht mehr weiß, was er tut. Dem Anspruch an eine menschenwürdige, einleuchtende und durchschaubare Therapie des modernen Menschen wird diese nicht gerecht. Über die Kosten solcher Behandlungen, über Verunsicherungen durch dermaßen erstellte Diagnosen, über den Mangel an jeglicher klinischer Evaluation – obwohl diese gerade bei solchen Behandlungen leicht möglich sein müßte – sollen an dieser Stelle keine weiteren Ausführungen erfolgen.

M. Bühring, Berlin

### Die Positivliste –
### noch immer im Gespräch

Die Debatte um die Positivliste geht weiter. Obgleich der Bundestag im Herbst 1995 beschlossen hat, die Vorschriften für die Einführung einer Positivliste aus dem Sozialgesetzbuch zu streichen, kämpfen insbesondere die Krankenkassen nach wie vor für die Neuordnung – und zugleich Einschränkung – der Arzneimittelverordnung. Naturheilkundlich orientierte Ärzte und Patienten fürchten dagegen aufgrund der bisherigen Erfahrungen, daß auch bewährte und sogar wissenschaftlich belegte natürliche Arzneimittel durch das »Listen-Unwesen« ausgegrenzt werden könnten.

Wie der Pressesprecher des Bundesverbandes der Innungskrankenkassen, J. Beckmann, auf einem Symposium der Deutschen Volksgesundheitsbewegung und anderer Verbände am 21. November 1995 in Bonn feststellte, stehen die Innungskrankenkassen und die gesetzlichen Krankenkassen unbeirrt hinter der Positivliste. Beckmann: »Wir müssen dahin kommen, daß Ärzte mit Arzneimitteln insgesamt nicht nur wirtschaftlicher, sondern auch qualitätsbewußter umgehen.« Die Innungskrankenkassen haben auch die Berliner Positivliste unterstützt und wollen den Prozeß um diese Liste bis in die letzte Instanz führen.

»Wir wollen wissen: Kann eine Krankenkasse eine empfehlende Liste herausgeben?«, betonte Beckmann.

Auch der SPD-Bundestagsabgeordnete K.H. Haack plädierte für die Einführung einer Positivliste. Durch die Neuordnung der Verordnungsfähigkeit von Arzneimitteln könnten die Kosten im Gesundheitswesen nachhaltig gesenkt werden. Dabei gehe es der SPD keineswegs darum, irgendwelche Arzneimittel oder Arzneimittelgruppen auszugrenzen. Der Schlüssel zur wirtschaftlichen und rationalen Arzneimitteltherapie liegt in der Qualität, ergänzte Haack.

Im Gegensatz zu Haack und Beckmann sprachen sich Herr J. Keller, der Präsident der Deutschen Volksgesundheitsbewegung, und Dr. L. Fodor, der Ärztliche Geschäftsführer des Zentralverbandes der Ärzte für Naturheilverfahren, gegen eine Positivliste aus. Keller gab seiner Sorge Ausdruck, daß durch eine Positivliste der Weg in die Zweiklassenmedizin endgültig besiegelt sei. Das Mitspracherecht des Patienten bei der Wahl des Arzneimittels werde durch eine derartige Liste massiv beschnitten und gerade die Arzneimittel, die von den Verbrauchern am meisten geschätzt werden – Homöopathika, Anthroposophische Arzneimittel und Phytopharmaka – im weitesten Sinne von der Liste ausgegrenzt, konstatierte Keller.

Nach Aussage von Dr. Fodor stellt eine Positivliste, durch die die Zahl der

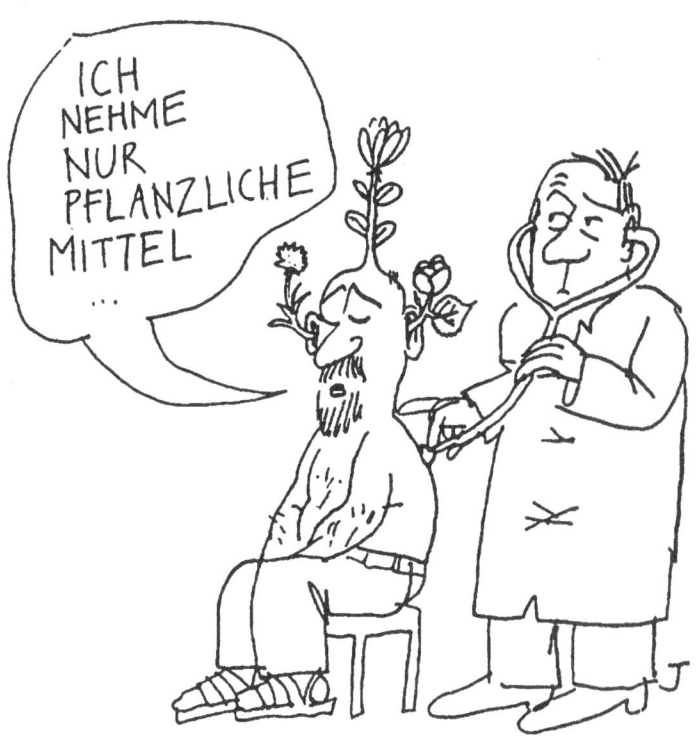

verordnungsfähigen Arzneimittel auf nurmehr 400 reduziert wird, für den niedergelassenen Arzt eine elementare Einschränkung der Therapiefreiheit dar. Und ob durch eine Positivliste tatsächlich Kosten eingespart werden können, hielt Fodor für sehr zweifelhaft.

Als fünfter Referent äußerte sich Dr. jur. F.A. Stebner, Rechtsanwalt in Salzgitter und Justitiar des Zentralverbandes der Ärzte für Naturheilverfahren, zu diesem Thema. Aus der Sicht des Juristen kann eine Positivliste zu mehr Rechtssicherheit für Ärzte bei der Verordnung von Arzneimitteln führen, so Stebner. »Die entscheidende Frage dabei ist jedoch, welche Arzneimittel in diese Positivliste aufgenommen werden – und wer darüber entscheidet«. Der Weg, den Dr. E. Huber mit seiner »Berliner-Positivliste« eingeschlagen habe, sei völlig indiskutabel und würde zu keiner Rechtssicherheit, sondern bestenfalls zu einer »Inflation von Listen« führen, betonte Stebner. (MW)

**Europäische Gesellschaft
für Klassische Naturheilkunde
gegründet**

Am 18.02.1996 fand die Gründungsversammlung der Europäischen Gesellschaft für klassische Naturheilkunde in Berlin statt. Das Gründungsforum setzte sich aus Wissenschaftlern und Ärzten aus 19 europäischen Ländern zusammen. Zum Präsidenten der Gesellschaft wurde Prof. Dr. med. Malte Bühring, Freie Universität Berlin, Inhaber des ersten Lehrstuhls für Naturheilkunde im deutschen Sprachraum, gewählt. Zu den wichtigsten klassischen Naturheilverfahren, die immer mehr zu einer unverzichtbaren Ergänzung der Schulmedizin werden, zählt die neue Gesellschaft zum Beispiel Methoden wie Hydro-, Balneo-, Helio- und Klimatherapie, Wärme- und Kältebehandlungen, Massage, Krankengymnastik und Bewegungstherapie. Ebenso bedeutend sind Phytotherapie, allgemeine Diätetik und therapeutisches Fasten, außerdem verschiedene Formen der künstlerischen Therapie und der körperorientierten Psychtherapie.

Erklärtes Ziel dieser internationalen Forschungsgesellschaft ist es, die klassischen Naturheilverfahren auf eine wissenschaftlich sichere Basis zu stellen. Zudem sollen die wissenschaftliche Arbeit und der Informationsaustausch europaweit koordiniert und gefördert werden. Ferner wird die Gesellschaft sich um eine angemessene Repräsentanz dieser Methoden in der akademischen Lehre bemühen und, nicht zuletzt, ihren konzentrierten Sachverstand zu gesundheitspolitischen Fragestellungen zur Verfügung stellen.

Darüber hinaus werden alle europäischen Länder gemeinsame Arbeitsgruppen zu den verschiedenen naturheilkundlichen Themen einrichten.

Die Gesellschaft will sich aber auch klar zu prinzipiell nicht anerkannten diagnostischen und therapeutischen Verfahren in der unkonventionellen Medizin abgrenzen.

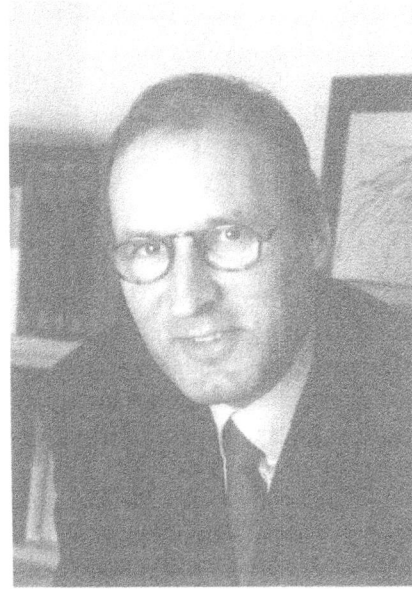

Abb. 1: *Unser Hauptherausgeber Prof. Dr. med. Malte Bühring als Präsident der »European Society for Classical Natural Medicine«*

**Mikrobiologische Therapie gegen Verstopfung**

Der Stoffwechselaktivität der Darmflora wird ein stimulierender Effekt auf die Darmmotilität insbesondere im Bereich des Dickdarms zugeschrieben. Diese Beobachtung, die A. Nissle nach der erfolgreichen Behandlung obstipativer Patienten mit Mutaflor® bereits 1929 machte, konnte nunmehr in zwei kontrollierten klinischen Studien weiter unterlegt werden: In die erste Untersuchung unter Leitung von Dr. E. Bruckschen, St. Michael, und Frau H. Horosiewicz, Herdecke, wurden 108 ambulante Patienten aufgenommen, die seit mindestens einem Jahr unter Obstipation litten. Die Patienten (25 Männer und 83 Frauen) wurden in 4-4-2er-Blöcken randomisiert. 52 Personen (15 männliche und 37 weibliche Patienten) erhielten Lactulose und 56 (10 männliche und 46 weibliche Patienten) das E.-coli-Präparat Mutaflor®. Nach einer zweiwöchigen Umstellungsphase, in der vorher eingenommenen Laxanzien abgesetzt wurden, folgte eine zwölfwöchige Behandlung. Kontrolluntersuchungen fanden jeweils zu Beginn dieser Phase, nach vier, acht und zwölf Wochen statt. Während der gesamten Studiendauer von 14 Wochen erhielten die Patienten der Lactulosegruppe 2 x 15 ml Lactulosesirup täglich, die Patienten der E.-coli-Gruppe 3 x 1 Kapsel mit je 25 x 10$^9$ Bakterien.

Als Hauptzielkriterium war vor Studienbeginn die Stuhlfrequenz pro Woche definiert worden. Diese erhöhte sich nach Aussage von Bruckschen und Horosiewicz unter beiden Behandlungsstrategien gleichermaßen: in der Lactulosegruppe von durchschnittlich 4,9 (+2,8) auf 5,5 (+2,0), in der E.-coli-Gruppe von 5,2 (+3,0) auf 6,3 (+2,5). Auch die Stuhlkonsistenz verbesserte sich in beiden Gruppen, ebenso wie die Leichtigkeit des Stuhlganges. Der statistische Vergleich ergab, daß am Ende der Studie sowohl im Hinblick auf die wöchentlichen Stuhlzahlen als auch auf die Leichtigkeit des Stuhlganges die mikrobiologische Therapie der Standardtherapie mit Lactulose deutlich überlegen war.

Die häufigsten unerwünschten Arzneimittelwirkungen, die in beiden Gruppen – besonders in der Anfangszeit der Medikation – beobachtet wurden, waren: Blähungen, intestinale Hypermotilität und Bauchkrämpfe. Über derartigen Nebenwirkungen wurde in der Lactulosegruppe insgesamt 136mal, in der E.-coli-Gruppe hingegen nur insgesamt 39mal berichtet.

In die zweite Studie wurden 134 Patienten mit einer durchschnittlichen Obstipationsdauer von 18,8 Jahren aufgenommen. 64 dieser Patienten konnten wegen zu hoher Stuhlzahl während einer siebentägigen Run-in-Phase unter Plazebo nicht in die weitere Therapie einbezogen werden. Die verbliebenen 70 Patienten wurden randomisiert auf eine Verumgruppe und eine Plazebogruppe verteilt. Die Behandlung erfolgte über einen Zeitraum von vier Wochen. Die Dosierung betrug in beiden Gruppen an den ersten beiden Tagen 3 x 2 Kapseln pro Tag, danach für den Rest der Studie 1 x 4 Kapseln pro Tag. Und auch in dieser Studie kamen die Wissenschaftler (M. Möllenbrink und E. Bruckschen) zu dem Ergebnis: Durch die vierwöchige Behandlung mit Mutaflor® konnte die Stuhlfrequenz von im Mittel 1,4 (+0,8) auf 4,9 (+1,5) pro Woche angehoben werden. In der Plazebogruppe erhöhte sich die Stuhlfrequenz im gleichen Zeitraum nur um 1,1 (von 1,5 auf 2,6.) Bis zur achten Therapiewoche stieg die Stuhlfrequenz in der E.-coli-Gruppe weiter auf 6,0 (+1,3), wohingegen sie in der Plazebogruppe auf 1,9 (+1,5) zurückging. Auch die Nebenzielkriterien wie Stuhlkonsistenz und Verträglichkeit verbesserten sich unter der mikrobiologischen Therapie deutlich im Vergleich zu Plazebo.

Unabhängig voneinander kommen die Autoren beider Studien zu dem Schluß, daß chronisch obstipative Patienten erfolgreich mit dem mikrobiologische Präparat Mutaflor® behandelt werden können. Das E.-coli-Präparat hat demnach einen anhaltend stimulierenden Effekt auf die Darmmotilität. Es

verbessert diesen Untersuchungen zufolge die Stuhlfrequenz und -konsistenz und ist gut verträglich. Nach Aussage von Bruckschen und Horosiewicz weist die probiotische Behandlung im Vergleich zur Standardtherapie (Lactulose) eine qualitativ ähnliche, zum Teil sogar bessere Wirkung auf.          (MW)

E. Bruckschen und H. Horosiewicz: Chronische Obstipation, MMW (1994) 16, 241–245.

M. Möllenbrink und E. Bruckschen: Behandlung der chronischen Obstipation mit physiologischen Escherichia-coli-Bakterien, Med. Klinik (1994) 89, 1–8.

### Unterstützung der AIDS-Therapie durch Thymuspeptide

Nach wie vor gibt es keine Möglichkeit, eine Infektion mit dem HIV (human immunodeficiency virus) zu heilen. Die verschiedenen Therapieansätze versuchen lediglich, den Ausbruch der Krankheit herauszuzögern bzw. ihren Verlauf zu verlangsamen.

Der Wirkstoff Azidothymidin (AZT, z.B. in Zidovudine) wird in der Aids-Therapie häufig eingesetzt. Bei dieser Therapie kann es allerdings zu schweren Nebenwirkungen kommen.

Ein weiterer Ansatz beruht auf der »Stärkung« des Immunsystems, das ja im wesentlichen von HIV in Mitleidenschaft gezogen wird. Als umstimmendes Verfahren in diesem Sinne gilt auch der Einsatz von Thymuspeptiden. Diese Peptide werden in der Thymusdrüse gebildet und wirken u. a. bei der Reifung von Vorläuferzellen zu T-Lymphozyten mit.

In einem neuen Therapieversuch wurden AZT und Thymuspeptide – und damit Virushemmung und Immunstimulierung – kombiniert. Das in der vorliegenden Studie verwendete Thymostimulin (TS) ist eine hochreine Thymuspeptidfraktion mit einem Molekulargewicht von 4.000–6.000 kD. (Thymostimulin ist in Deutschland als TP-1 Serono und als Thymostimulin Cyto Chemia erhältlich.)

Dabei wurden zwei Patientengruppen eingeschlossen. Eine Gruppe (123 Patienten) zeigte noch keine Symptome der HIV-Infektion, bei der zweiten Gruppe (123 Patienten) lag bereits eine Lymphadenopathie vor. Die eine Hälfte der Patienten jeder Gruppe erhielt AZT allein (500 mg/Tag), die andere AZT (500 mg/Tag) und TS (70 mg/Tag intramuskulär für eine Woche, dann 70 mg dreimal pro Woche). Die Behandlung dauerte im Durchschnitt 17 Monate.

Die Patienten aus beiden Stadien der HIV-Infektion zeigten nach der Behandlung mit AZT allein einen Rückgang der T-Lymphozyten und der anderen Blutzellen. Dieser Effekt von AZT konnte durch die Kombination mit TS aufgehoben werden. In beiden Patientengruppen, die mit der Kombinationstherapie von AZT und TP1 behandelt wurden, stieg die Zahl der T-Lymphozyten von

Typ CD4+ und die Menge der anderen Blutzellen an.

Möglicherweise greift hier neben der Unterstützung der T-Zell-Reifung auch die stimulierende Wirkung der Thymuspeptide auf Wachstumsfaktoren für Blutzellen.

Neben dem Blutbild ist der Gesamtzustand des Patienten ein wichtiges Kriterium für den Erfolg einer Behandlung von HIV-positiven Patienten. Eine besondere Rolle spielt dabei das Auftreten von Infektionen opportunistischer Erreger wie z. B. Candida, die die Schwächung des Immunsystems ausnutzen.

In der Patientengruppe mit AIDS-Symptomen ging die Rate dieser Infektionen nach Behandlung mit AZT und TS gegenüber der Kontrollgruppe, die nur AZT erhielt, zurück (auf 14% bzw. 23%). Die Infektionen dauerten außerdem kürzer an. Zusätzlich verlangsamte sich nach Gabe von AZT und TS das Fortschreiten der HIV-Infektion zu ausgeprägtem AIDS. Der Grund dafür könnte in dem verbesserten Immunstatus durch die erhöhte Zahl weißer Blutzellen liegen. Für TS konnte außerdem gezeigt werden, daß es die Produktion von Interleukin-2 und Interferon fördert und damit die Aktivität der Immunzellen verbessert.

Die Autoren beurteilen Thymostimulin insgesamt als gute Ergänzung zur Therapie von HIV-infizierten Patienten mit AZT. Sie weisen darauf hin, daß mit einer Behandlung so früh wie möglich begonnen werden sollte. Die Bedeutung der Therapie in den verschiedenen Stadien von AIDS soll in weiteren klinischen Studien überprüft werden. (MW)

Barbare, G. et al.: Comparison of zidovudine and zidovudine-thymostimulin in the long-term treatment of patients with asymptomatic human immunodeficiency virus infection and persistent generalized lymphadenopathy, Current Therapeutic Research, 56(4), 369–384, 1995

### Neue Erklärungen zum Wirkmechanismus von Artischockenextrakt

Artischockenextrakt fördert nicht nur die Cholerese und hemmt die Cholesterinbiosynthese, die arzneilich wirksamen Bestandteile haben darüber hinaus offensichtlich zellprotektive und antioxidative Wirkung. Hierzu stellte Prof. R. Gebhardt, Tübingen, in einer der letzten Ausgaben der Zeitschrift »Die Medizinische Welt« (Med. Welt 46, 393–395, 1995 und Med. Welt 46, 348–350, 1995) die Ergebnisse von Zellversuchen vor.

In diesen Untersuchungen wurde der Einfluß von Artischockenextrakt auf kultivierte Hepatozyten geprüft. In einem ersten Ansatz wurde der Frage nachgegangen, ob mit Hilfe von Artischockenextrakt die Neusynthese von Cholesterin in Leberzellen beeinflußt werden kann. Das Ergebnis war nach Aussage von Gebhardt eindeutig: Während der 2stündigen Inkubationsphase konnte in vitro eine konzentrationsabhängige Hemmung der Gesamtsynthese von Cholesterin beobachtet werden. Und das heißt: »...daß bei therapeutischer Anwendung von Artischockenextrakt neben der anzunehmenden Verminderung des intrahepatischen Cholesteringehalts infolge einer choleretisch verstärkten Elimination auch mit einer Drosselung der Neusynthese von Cholesterin in der Leber gerechnet werden muß«.

In einer weiteren in vitro Untersuchung konnte Gebhardt die zellprotektive Wirkung von Artischockenextrakt gegenüber freien Radikalen bestätigen: In Kultur gehaltene Hepatozyten wurden dafür mittels tertiär-Butylhydroperoxid (t-BHP) künstlich einem oxidativen Streß ausgesetzt, der durch die Bildung von Malondialdehyd (die mit der Absterberate der Hepatozyten korreliert) quantifizierbar ist. Durch die Applikation von Artischockenextrakt konnte die Bildung von Malondialdehyd – und damit auch die Absterberate der Hepatozyten – konzentrationsabhängig reduziert werden. Er kam daher zu dem Schluß, daß in dem Artischockenextrakt Substanzen mit starker antioxidativer Wirkung enthalten sein müssen. Es sei auch anzunehmen, daß diese Wirkung nicht prinzipiell auf Leberzellen beschränkt ist, auch bei anderen durch freie Radikale ausgelösten pathologischen Prozessen, könnte Artischockenextrakt vergleichbare Wirkungen entfalten.

**Kongreßbericht Baden-Baden 1995**

*Umweltmedizin in der*
*Erfahrungsheilkunde*

Im Rahmen der Eröffnungsveranstaltung der Medizinischen Woche Baden-Baden vom 28. 10. bis 3. 11. 1995 nahmen Vertreter der verschiedenen Gesellschaften zur gesundheitspolitischen Lage der Naturheilkunde Stellung. Nach Aussage von Dr. K. Buchleitner, Pforzheim, hat die 5. AMG-Novelle gravierende Auswirkungen auf die Zulassung und Weiterentwicklung von Naturheilpräparaten. Durch die Umkehr der Beweislast sei die Nachzulassung von vielen Altspezialitäten gefährdet. Die sogenannte 2004 Regelung, der zufolge Hersteller auf eine wissenschaftliche Begründung ihrer Präparate weitgehend verzichten können, vorausgesetzt, sie erklären dem Amt gegenüber, daß sie das Präparat 2004 vom Markt nehmen, bezeichnete Buchleitner schlichtweg als »unsittliches Angebot«.

Er forderte, daß so bald als möglich eine 6. Novellierung des AMG erfolgen sollte, in der sichergestellt werde, daß die Mittel der besonderen Therapierichtungen erhalten bleiben.

Als besondere Tücke bei der Nachzulassung von Kombinationspräparaten bezeichnete Dr. W. Stock, Baden-Baden, die Tatsache, daß im Bereich der Homöopathie durch die Komission E

eine substanzspezifische Aufbereitung und keine präparatespezifische Aufbreitung der einzelnen Wirkstoffe erfolgt sei. Eine gutachterliche Begründung der Sinnhaftigkeit der Kombination, wie sie für Komplexhomöopathika derzeit gefordert werde, sei mit diesen Monographien kaum zu leisten.

*Kostenumverteilung statt*
*Kosteneinsparung*

Anstatt zu einer Kosteneinsparungen hätten die bisherigen Reformen im Gesundheitswesen nur zu einer Kostenumverteilung geführt, betonte Prof. H.-J. Dulce, Berlin. Zudem würden die innerärztlichen Verwaltungszwänge immer größer, und die Therapiefreiheit sowie die Eigenverantwortung des Arztes gingen mehr und mehr verloren.

»Heute scheint mir die Zeit gekommen«, so Dulce, »mit Parteien, aber auch innerärztlich ideologiefrei über Systemänderungen zu diskutieren, die unser Gesundheitssystem von Zwängen, die Patienten belasten, befreien, einer sozialen Marktwirtschaft entsprechen und vor allen Dingen die fortwährenden politischen Diskussionen, die die Parlamentsarbeit belasten, zu beenden. «

Als grundlegende Schritte auf dem Weg zu einem »bezahlbaren« Gesundheitswesen bezeichnete Dulce die Minimierung der Verwaltungskosten, die Verbesserung der Aus- und Weiterbildung sowie eine gesetzliche Basisversicherung für alle. Darüber hinaus solle es einen freien Markt der Krankenversicherungen geben

*Reform des Medizinstudiums*
Prof. J. W. Rohen, Erlangen, ging in seinem Vortrag auf die grundlegende Reform des Hochschulstudiums, die von Gesundheitsminister Seehofer geplant werde, ein. Nicht nur die Zahl der Medizinstudenten solle in den kommenden Jahren um 20 % reduziert werden, auch die Vorklinik und das Physikum sollen abgeschafft, der erste Studienabschnitt rigoros verkürzt werden, so Rohen. Praxisnahe Ausbildung heiße das Zauberwort, doch Rohen gab gleichzeitig seinen Befürchtungen Ausdruck, daß »auf diese Weise nur noch mehr arbeitslose Medizinstudenten produziert« werden.

*Schadstoffe aus der Umwelt*
Das Motto der 29. Medizinischen Woche in Baden Baden lautete: »Umweltmedizin in der Erfahrungsheilkunde«. In zahlreichen Vorträgen und Kursen erläuterten Ärzte und Wissenschaftler die Wirkung und Relevanz von Schadstoffen und umweltbedingten Noxen auf der einen Seite und die naturheilkundlichen Ausleit- und Therapieverfahren auf der anderen Seite.

»Wenn der natürliche Lebensraum von uns Menschen so nachhaltig geschädigt wird, kann es nicht ausbleiben, daß wir selbst auch auf die Dauer gesund-

heitlichen Schaden nehmen«, äußerte Dr. K.-H. Gebhardt, Karlsruhe.

Besondere Beachtung wurde den strahlenbiologischen Aspekten der Umweltbelastung beigemessen. Nach Aussage von Prof. H. Heine, Herdecke, zerstören hohe lokale Strahlenbelastungen – wie sie z. B. im Rahmen einer Strahlentherapie eingesetzt werden – die intermolekularen und interstitiellen Informationsbrücken in der Grundsubstanz und schwächen auf diese Weise die zielgerichtete Aktivität und Funktionalität immunkompetenter Zellen.

Weiterhin führen chronischen Intoxikationen – wie z.B. durch Quecksilber und andere Schwermetalle – nach Aussage von verschiedenen Autoren zu einer Schwächung des Immunsystems. Darauf wiederum werden eine Zunahme von Allergien auf der einen und ein Anstieg der Inzidenz von Infektionserkrankungen auf der anderen Seite zurückgeführt.

Die Vielzahl der chemischen Verbindungen, die als Folge der weltweiten Industrialisierung in die Umwelt abgegeben wurden, macht es erforderlich, neue Wege in der Vorsorge und der Therapie von Umwelterkrankungen zu gehen. Dabei beginnt die »Umweltbelastung« nicht erst auf der Straße, sondern – wie Dr. E. Krämer, Troisdorf, betonte – bereits in den Wohnungen und Haushalten. Einer Veröffentlichung des (ehemaligen) BGA zufolge, ist die Luft in vielen Wohnräumen bis zu 50mal giftiger als an an einer vielbefahrenen Straßenkreuzung einer Großstadt. »Die Gefahr liegt im Hausstaub, der ein gefährliches Gemisch aus organischen Substanzen wie Milbenkot, Schimmelpilzen und chemischen Verbindungen – wie Formaldehyd, PCP, PCB, Lindan, Dioxin und verschiedensten Kohlenwasserstoffen – enthält«, so Krämer. (MW)

**Internationales Symposion über die Klassischen Naturheilverfahren**
Anläßlich der Gründungsversammlung einer »European Society for Classical Natural Medicine« fand am 17. 02. 1996 in Berlin ein ganztägiges Symposion statt. Bereits im Rahmen der Begrüßung wurde das weite Themenfeld dieses Tages, nämlich die naturwissenschaftlichen, philosophischen sowie gesellschaftlichen Grundlagen der klassischen Naturheilverfahren aufzuzeigen, erkennbar: Der Veranstalter Prof. Bühring stand für die klassischen Naturheilverfahren, der Dekan des Fachbereiches Humanmmedizin sprach das traditionelle Spannungsfeld um den Begriff der Wissenschaftlichkeit an, Herr Schirmer, Vorstandsvorsitzender der AOK Berlin, wies bereits auf die sehr irdischen Fragen der Finanzbarkeit von Gesundheitsleistungen hin, und Herr Dr. Sanz, Spanien, repräsentierte die europäische Dimension dieser Veranstaltung.

So eingestimmt, führte Prof. G. Böhme, Darmstadt, die Zuhörer an die philosophischen Grundlagen unseres heutigen »Natur«verständnisses heran. Er legte dar, wie in einer Ausweitung des Descartesschen Ansatzes die Gesellschaft heute mehr und mehr der Fazination des Machbaren erliege und sich damit in gewisser Weise des Erlebnisses der eigenen »Natur« beraube. Er legte eindrücklich dar, wie die heutigen Lebensformen unter dem Primat von »Sicherheit« und »Leistung« uns zum kartesischen Menschen formen und daß es damit einer aktiven Leistung ( und Risikobereitschaft) bedürfe, sich als Indivuduum ein Stück »Natur« sozusagen zurückzuerobern und diesem hinzugeben. Er reflektierte in gleichem Sinne das Verhältnis von strenger »Naturwissenschaft« als einer heute einseitig anerkannten Wissensform zu alternativen Wissensformen, die es gleichermaßen zu entwickeln gelte und deren Kritierien er kurz erarbeitete. Er stellte anschaulich die stattgehabte Nivellierung dar, die sich im Lauf der Entwicklung in unserer heutigen Lebenszusammenhängen eingestellt habe, wo Geburtlichkeit nicht mehr selbstverständlich als »aus der Natur« hervorgegangen zu verstehen sei, die Frage nach der Kultur eines (menschen-)würdigen Todes sich stelle und die Hinnahme gegebener Lebensabschnitte mit ihren besonderen Ausformungen quasi verlorengegangen sei.

Dr. B. Uehleke, Bad Wörishofen, erläuterte historische Vorstellungen zum

Wasser und zu Wirkungsmechanismen der Hydrotherapie. Dabei wurden die umfangreiche Metaphorik des Wassers und dessen naturphilosophische Bewertung nochmals deutlich gemacht.

Derselbe Referent steuerte Reflexionen zur Phytotherapie bei, wobei er auch den Faktor der Natürlichkeit im Umgang mit der Droge beleuchtete und eine Beibehaltung traditioneller Darrreichungsformen z. B. in Form von (sinnlich erfahrbaren) Teezubereitungen anregte.

Prof. Ch. Gutenbrunner, Hannover, stellte beispielhaft Ergebnisse aus der Adaptationsphysiologie im Rahmen der Physiotherapie dar und wies auf deren prinzipielle methodologische Bedeutung für die wissenschaftliche Analyse von Naturheilverfahren hin. Insbesondere bei chronischen Erkrankungen wird häufiger eine adaptive Normalisierung mit stabilen Langzeitergebnissen angestrebt.

Dr. F. Wilhelmini de Toledo, Überlingen, ging neben den physiologischen Hauptwirkungen auf die seelische und die Gruppenwirkung des Fastens ein, die die reine Ernährungstherapie überschreite, und wies auf die besondere Bedeutung einer individuellen Anpassung des Fastenregimes sowie der Gestaltung der Nachfastenzeit als mitentscheidend für den Langzeiteffekt hin.

Dr. G. Kühn, Berlin, präsentierte anhand eigener Untersuchungen die positiven Wirkungen eines hydrotherapeutischen Trainingsprogrammes auf Funktionsparameter der immunologischen Abwehr bei Patientinnen mit operiertem Mammakarzinom und wies nochmals auf die Bedeutung einer angepaßten Reizdosierung zur Vermeidung von »Dysstreß« hin.

PD Dr. A. Falkenbach, Bad Gastein, griff diese Dosis-Frage als Kernpunkt bei seiner Darstellung der UV-Exposition auf und führte Untersuchungen an, die Vorteile einer moderaten UV- (und insbesondere auch UVB Exposition-) auf vielen Gebieten nahelegten im Vergleich zu eher ungünstigen Gesamteffekten bei übertriebener Sonnenexposition oder gänzlicher -meidung.

Prof. K.-M. Braumann, Hamburg, forderte eine Propagierung von Bewegung sowohl als prophylaktische als auch therapeutische Maßnahme, da heutzutage der ungünstige Einfluß von Bewegungsmangel insbesondere auf das Herz-Kreislaufsystem als auch auf den Bewegungsapparat durch breit angelegte epidemiologische Studien als erwiesen angesehen werden könne.

Prof. M. Langenberg, Berlin, lud anhand eines musikalisch untermalten Behandlungsverlaufes zu einem Ausflug in die Musikpsychotherapie ein und stellte an diesem Verfahren ihre qualitative Forschung zur Frage der Resonanzkörperfunktion vor.

Dr. M. Hammes, Stuttgart, schloß mit einer transkulturellen Betrachtung zur Traditionellen Chinesischen Medizin mit ihrer ungebrochenen Tradierung wiederum unter philosophischen Gesichtspunkten an. Im Hinblick auf den ganzheitlichen Aspekt stellte er dar, daß es in diesem Sinne keine Krankheit, sondern nur den ganzen Menschen gebe und Krankheit als »kasuistisches Original« und der Patient somit als wichtigster Informant anzusehen sei. In diesem Sinne werden in dem Chinesischen System somatische Symptome und Befindlichkeiten nicht getrennt gesehen, sondern werden als Krankheitskomplex mit spezifischen Syndromenmuster aufgefaßt. Er wies weiter auf die Kunst des Patientenseins mit folgendem Zitat hin: »Man muß schon für seinen Arzt geboren sein, sonst geht man an seinem Arzt zugrunde.« (Nietzsche)

PD Dr. I. Müller, Scheeßel, veranschaulichte am Einsatz von Blutegeln das humoralpathologische Vorstellungsmodell der Fülle und dem daraus entwickelten Konzept einer ableitenden Therapie. Daraus wurde die essentielle Bedeutung eines konsistenten und plausiblen Erklärungsmodells für die Erfolgschancen einer Behandlungsmethode, anerkannt, eingesetzt (und entsprechend honoriert) zu werden, deutlich.

Prof. M. Steinbach, Grafschaft, zeigte die in der Öffentlichkeit herrschende Kluft auf zwischen einem allgemeinen Credo für Naturheilverfahren und dem Faktum des bislang mangelnden Durchsetzungsvermögens dieser Disziplin im monetären Verteilungskampf. Besonders nachteilig wirke sich die Tendenz aus, angesichts einer restriktiven Ausgabenpolitik der Krankenkassen Streichungen vor allem in den Bagatellbereichen und Bereichen mit niedrigen Wirksamkeiten zu machen, in denen naturgemäß naturheilkundliche Verfahren stark vertreten sind. Er wies weiter auf die noch schwierige Eingrenzung des Begriffes Naturheilkunde hin und machte die in der Öffentlichkeit zentrale Stellung der intern teils umstrittenen Phytotherapie deutlich.

R. Stange, Berlin, stellte den präventiven Anteil naturheilkundlicher Verfahren in den Vordergrund, wobei sich häufig die Trennung in primäre, sekundäre und tertiäre Prävention als artifziell erweise. Um konsistente Verhaltensänderungen zu erreichen, sei eine noch individueller ausgerichtete Beratung notwendig, und eine Zusammenarbeit mit Epidemiologen und Präventivtherapeuten sei hierbei erstrebenswert.

Dr. D. Melchart, München, näherte sich der Thematik »Qualitätsicherung in der Naturheilkunde« mit Fragen nach dem Patient und seiner Motivation und der zugrundeliegenden Versorgungsphilosophie an. Es gehe darum, konsensusfähige Zielkriterien unter Einbeziehung von Indikatoren für die psychophysische und die Verhaltensebene unter Einbeziehung individueller Wertmaßstäbe zu entwickeln.

In dem anschließenden »Blick über die Grenzen« wurde die Verschiedenartigkeit der Institutionalisierung in verschiedenen europäischen Ländern deutlich: Dr. A.-M. Sanz, Spanien, erläuterte das Ausbildungsprogramm zum »Master« (Naturheilarzt), das an vier spanischen Universitäten angeboten wird. Prof. P. Cornillot, Frankreich, stellte das französische Äquivalent des »Dumenat« (Diplome universitaire de Medecine Naturelle) vor, das – unabhängig von Ministerien – in Eigenregie der Universitäten vergeben werde, wobei die Naturheilkunde derzeit keinen Platz an den Fakultäten habe, sondern durch Professoren anderer Fachbereiche vertreten werde. Dr. K.-O. Aly, Schweden, legte den Einfluß des amerikanischen Systems auf das schwedische Gesundheitssystem dar und das damit verbundene geringe Interesse der Ärzteschaft an naturheilkundlichen Fragen bei einem jedoch steigenden Interesse in der Bevölkerung. Eine Rundschau über das weitere Skandinavien förderte eine interessierte, nicht institutionalisierte jüngere Ärzteschaft in Dänemark, eine Fördergesellschaft in Norwegen und eine finnische Ärzteorganisation zutage.

Dr. Ch. Klotter, Berlin, warf die Frage nach psychologischen und sozialen Determinanten von Gesundheit und Möglichkeiten einer Erkankung auf, warnte zugleich vor einem »Panpsychologismus« und skizzierte die Umweltbedingungen und sozialen Verhältnisse (z.B. Rationalisierung der Natur und eine mangelnde Orientierung des modernen Menschen in seiner Umwelt), denen sich die Naturheilkunde zu stellen habe.

Dr. J. Beckmann, Osnabrück, wandte sich dem Kranken als handelndem Subjekt zu. Sie zeigte Möglichkeiten, den Kranken auch durch Naturheilverfahren wieder in seine Umwelt zu integrieren und persönliche sowie soziale Kompetenz (im Sinne einer aktiven Lebensgestaltung) zu verbessern. (KS)

## Bücher

### Bittere Naturmedizin

Bücher über Naturheilverfahren haben Hochkonjuktur. Wer noch immer daran zweifeln sollte, möge sich einmal in eine gut sortierte Buchhandlung begeben. Werke über Schlankheitskuren, Bachblüten, Traumdeutung und Heilpflanzen aus aller Herren Länder füllen die Regale. In der Regel sind sie leichtverständlich und für Laien geeignet. Dem fachkundigen Leser wird dabei jedoch nicht entgehen können, daß viele Autoren eher unkritisch mit dieser Materie umgehen. Es wird geschrieben, was der geneigte Leser – das sind etwa 80 Prozent der Bevölkerung, die sich heute für Naturheilverfahren interessieren – hören mag; nach dem Motto: »Gesundheitspflege, leicht gemacht!«

Daß es sich bei vielen Naturheilverfahren nicht nur um tradierte, sondern auch äußerst komplizierte Verfahren handelt, die einer langen Ausbildung und Erfahrung bedürfen, daß auch Naturheilkunde »nur« eine besondere Facette der einen Medizin ist (oder doch zumindest sein sollte), mit einem Wort, daß auch naturheilkundliche Verfahren in die Hand des Arztes gehören, wird vielfach übersehen.

Vor diesem Hintergrund ist es durchaus beachtens- und lobenswert, daß sich in dem Buch »Bittere Natumedizin« die Autoren darum bemüht haben, »alternative Diagnose- und Behandlungsmethoden« einmal kritisch zu bewerten. Ob die Autoren allerdings den verschiedenen Verfahren, die darin aufgeführt werden, mit einer Darstellung in einer derart knappen (vorwiegend tabellarisch aufbereiteten) und damit zwangsweise recht undifferenzierten Form wirklich gerecht werden, muß angezweifelt werden. Es ist damit ebenso fraglich, ob der Kiepenheuer & Witsch Verlag mit diesem Werk an den Erfolg von 1985 – in diesem Jahr erschien die erste Auflage des Buches »Bittere Pillen« – herankommen wird. (MW)

## Termine

**Mai**
Kurs IV zur Erlangung der Zusatzbezeichnung Naturheilverfahren
**Termin: 29. 4. – 3.5. 1996**
Veranstaltungsort: Bad Wörishofen
Information: Kneippärztebund e.V.,
Herr Helferich
Tel. 08247/90-110
Fax 90-111

Kurs zum Erwerb der Zusatzbezeichnung Naturheilverfahren,
Weiterbildungswochen II
**Termin: 30. 4.–5. 5. 1996**
Veranstaltungsort: Reformhaus-Fachakademie, Oberursel/Ts.

Information: Zentralverband der Ärzte für Naturheilverfahren e.V.,
Geschäftsstelle, Freudenstadt
Tel. 07441/2151
Fax 87830

Kongreß für Physikalische Therapie mit Fachausstellung Physiotherapie und Baden
**Termin: 1.–3. 5. 1996**
Veranstaltungsort: Kurhaus-Kongreßzentrum Lübeck-Travemünde
Information: Ebert Verlag GmbH, Lübeck
Tel. 0451/501011
Fax 2241

Paracelsus-Messe
**Termin: 3.–5. 5. 1996**
Veranstaltungsort: München
Information: Gesellschaft für Wissen-
schaft und Öffentlichkeit,
Herr Langmeier, Klagenfurt, Österreich
Tel. 0043/463/504759-0
Fax 5047595

Fußreflexzonenbehandlung
**Teil A: Termin: 4.–5. 5. 1996**
**Teil B: Termin: 18.–19. 5. 1996**
Veranstaltungsort: Damp
Information: Lehrinstitut für Physikali-
sche Therapie und Sportmedizin,
Ostseebad Damp, Sekretariat
Tel.: 04352/808308
Fax 808395

5. Stralsunder Symposium »Mammakar-
zinom – Alternative Therapieformen«
**Termin: 11. 5. 1996**
Veranstaltungsort: Stralsund
Information: Prof. Dr. J. Heinrich,
Chefarzt der Klinik Gynäkologie u.
Geburtshilfe, Klinikum Stralsund,
Kongreßsekretariat
Tel. 03831/352300
Fax 352303

200 Jahre Homöopathie – Jahreshaupt-
versammlung des Deutschen Zentral-
vereins Homöopathischer Ärzte
**Termin: 16.–18. 5. 1996**
Veranstaltungsort: Dresden

Information: Herr Dr. med. Kuhn,
Geschäftsstelle des DZVHA, Altensteig
Tel. 07453/3300
Fax 3400

**Juni/Juli/August**
6. Herforder SUP-Symposium
**Termin: 1. 6. 1996**
Veranstaltungsort: Kurtheater Bad
Oeynhausen
Information: G. Saalmann, Elektrophy-
sik. u. medizintechn. Vertriebs GmbH,
Herford
Tel. 05221/2044, 270075
Fax 27235

Segmenttherapie nach Quilitzsch
**Teil A Termin: 1.–2. 6. 1996;**
**Teil B Termin: 15.–16. 6. 1996**
Veranstaltungsort: Damp
Information: Lehrinstitut für Physikali-
sche Therapie und Sportmedizin,
Ostseebad Damp, Sekretariat
Tel. 04352/808308
Fax 808395

Kurse zur Erlangung der Zusatzbezeich-
nung »Naturheilverfahren«:
**Kurs I Termin: 5.–9. 6. 1996;**
**Kurs II Termin: 12.–16. 6. 1996;**
**Kurs III Termin: 19.–23. 6. 1996**
**Kurs IV Termin: 24.–28. 6. 1996**
Veranstaltungsort: Bad Wörishofen
Information: Kneippärztebund e.V.,
Herr Helferich

Tel. 08247/90-110
Fax 90-111

Weiterbildungskurs zum Erwerb der Zu-
satzbezeichnung »Naturheilverfahren«
**Teil 3 Termin: 6.–12. 6. 1996;**
**Teil 4 Termin: 22.–28. 8. 1996**
Veranstaltungsort und Information:
Ärztekammer Hamburg,
Fortbildungsakademie
Tel. 040/22802-425
Fax 2278721

Unterstützende Immuntherapie bei
Krebspatienten in der ärztlichen Praxis
**Termin: 7. 6. 1996**
Veranstaltungsort: Kongreßhaus, Baden-
Baden
Information: Biosynposia, Organisa-
tionssekretariat, Frau Dostler, Fellbach
Tel. 0711/57532-38
Fax 57532-99

Psychoneuro-Immunologie in der
Hypnose
**Termin: 28. 6. 1996**
Veranstaltungsort: Köln
Information: Arbeitsgemeinschaft für
Hypnosetherapie u. Psychotherapie e.V.,
Gert M.T. Frost
Tel. 0221/769595 oder 7605585

Neuraltherapie, Kurs 3 und 4
**Termine: 15. 6. und 16. 6. 1996**
 Akupunktur, Kurs 1 und 2
**Termine: 14.–15. 6. und 15.–16. 6. 1996**
Weiterbildungskurs Naturheilverfahren
II
**Termin: 14.–16. 6. und 21.–23. 6. 1996**
Veranstaltungsort: Witten/Herdecke
Information: Naturheilverfahren in der
Medizin GmbH, Geschäftsstelle
Regensburg
Tel. 0941/54838
Fax 565331

# Anleitung zum

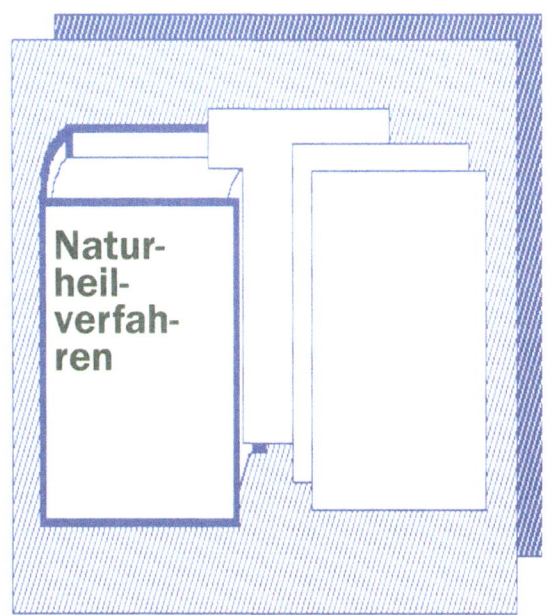

**Natur-
heil-
verfah-
ren**

# Einsortieren

Folgelieferung März 1996

Sehr geehrte Abonenntin,
sehr geehrter Abonnent,

die neueste Folgelieferung für Ihr *SpringerLoseblattSystem Naturheilverfahren*
versorgt Sie mit interessanten und nützlichen Informationen über Grundlagen,
Verfahren und Nachweissituation im Bereich Naturheilverfahren und unkonven-
tionelle medizinische Richtungen.

Natürlich ist die beste Information aber nur dann wirkungsvoll, wenn sie auf
Abruf bereit steht. Aus diesem Grunde bitten wir Sie, die Folgelieferung entsprechend dieser Anleitung <u>möglichst sofort einzuordnen</u>.

So haben Sie die Sicherheit, daß nichts verloren geht, alles übersichtlich ist und
Sie immer auf dem neuesten Stand des Wissens bleiben.
Mit einem Wort: <u>das Einsortieren bedeutet fünf Minuten Mühe, die sich lohnen!</u>
Und so machen Sie es:

| **Ihr Werk,** das nehmen Sie heraus: | | **Diese Folgelieferung,** das ordnen Sie ein: | |
|---|---|---|---|
| Das Titelblatt (Schmutztitel) | 2 Seiten | Das neue Titelblatt (Schmutztitel) | 2 Seiten |
| **Sektion 00, Wegweiser (1. Ordner)** | | | |
| Das Inhaltsverzeichnis der Sektion 00 | 1 Seite | Das aktualisierte Inhaltsverzeichnis der Sektion 00 | 1 Seite |
| Das Kapitel 00.01: »Inhaltsübersicht« | 7 Seiten | Das aktualisierte Kap. 00.01: »Inhaltsübersicht« | 7 Seiten |
| Das Kapitel 00.03: »Autorenverzeichnis« | 4 Seiten | Das aktualisierte Kap. 00.03: »Autorenverzeichnis« | 4 Seiten |
| **Sektion 02, Bäder-/Klimaheilkunde (1. Ordner)** | | | |
| Das Inhaltsverzeichnis der Sektion 02 | 2 Seiten | Das aktualisierte Inhaltsverzeichnis der Sektion 02 | 2 Seiten |
| | | Das neue Kapitel 02.08: »Kohlendioxidbäder« | 17 Seiten |

| Sektion 05, Massage (1. Ordner) | | | |
|---|---|---|---|
| Das Inhaltsverzeichnis der Sektion 05 | 1 Seite | Das aktualisierte Inhaltsverzeichnis der Sektion 05 | 1 Seite |
| | | Das erweiterte Kapitel 05.02: »Massage: Allgemeine Grundlagen, Teil 3: Physiologische Effekte« | 24 Seiten |
| Sektion 06, Elektrotherapie (1. Ordner) | | | |
| Das Inhaltsverzeichnis der Sektion 06 | 1 Seite | Das aktualisierte Inhaltsverzeichnis der Sektion 06 | 1 Seite |
| | | Das neue Kapitel 06.03: »Zur Geschichte der Elektrotherapie und ihrer Beziehung zum Heilmagnetismus« | 14 Seiten |
| Sektion 08, Phythotherapie (2. Ordner) | | | |
| Das Inhaltsverzeichnis der Sektion 08 | 3 Seiten | Das aktualisierte Inhaltsverzeichnis der Sektion 08 | 3 Seiten |
| Die Seiten 9 und 10 aus dem Gutachten »Nachweis der Wirksamkeit von Weißdornextrakten« | 2 Seiten | Anhängen an das Gutachten: »Nachweis der Wirksamkeit von Weißdornextrakten« die Seiten 9 und 10 | 2 Seiten |
| | | Das neue Kapitel 08.16: »Oleander (Nerium oleander L., Oleandri folium)« | 6 Seiten |
| | | Das neue Gutachten: »Nachweis der Wirksamkeit von Nerium Oleander« | 3 Seiten |

| Sektion 14, »Homöopathie u. a.« (2. Ordner) | | | |
|---|---|---|---|
| Das Inhaltsverzeichnis der Sektion 14 | 1 Seite | Das aktualisierte Inhaltsverzeichnis der Sektion 14 | 1 Seite |
| | | Das neue Kapitel 14.04: »Klassische Homöopathie in Grundzügen« | 29 Seiten |

| Sektion 16, »Anthroposoph. Medizin« (2. Ordner) | | | |
|---|---|---|---|
| Das Inhaltsverzeichnis der Sektion 16 | 1 Seite | Das aktualisierte Inhaltsverzeichnis der Sektion 16 | 1 Seite |
| | | Das neue Kapitel 16.02: »Allgemeine Grundlagen der Anthroposophischen Medizin, Teil 1: Aspekte zu Gesundheit, Krankheit und Heilung« | 19 Seiten |

# Naturheilverfahren

## und Unkonventionelle Medizinische Richtungen

Herausgegeben von M. Bühring und F.H. Kemper
unter Mitarbeit von P.F. Matthiessen

Redaktion
K. Schick

Sektionseditoren
K.-M. Braumann, F.-E. Brock, M. Bühring, E. Ernst, V. Fialka,
Chr. Gutenbrunner, G. Hildebrandt, H. Kasper, F.H. Kemper,
P.F. Matthiessen, D.M. Melchart, H. Müller-Braunschweig,
W. Schnizer, H. Schoberth, G. Stux, B. Uehleke, M. Wiesenauer

Mit Beiträgen und Gutachten von
U. Abel, A. Albrecht, H. Becker, A. Bienek, R. Brandmaier,
K.-M. Braumann, H. G. Brecklinghaus, F.-E. Brock, M. Bühring,
E. Conradi, H.-E. Czetczok, B. Drews, Th. Ehrensperger,
C. Fassold, S. Fitzek, G. Frick, K.-W. Friedrich, J. Grünwald,
Chr. Gutenbrunner, R. Hänsel, B. Hartmann, M. Hartmann,
M. Herold, G. Hildebrandt, M. Hörning, R. Holle, W.-D. Hübner,
W. Jänig, R. Johnen, W. Juretzek, F.H. Kemper, T. Kersken,
H. Koch, H. Kraft, A. Krüger, S. Lange, D. Laudahn, D. Loew,
P.F. Matthiessen, M. Meinhold, D. Melchart, A. Michalsen,
J. Müller, H. Müller-Braunschweig, H. Oberritter,
G.-M. Ostendorf, H.-D. Peters, E. Piel, P. Piontek, G. Pöhlmann,
R. Pothmann, H.G. Pratzel, E. Preisinger, H. Quirin, J. v. Rosen,
B. Rosslenbroich, R. Saller, M. Schedlowski, J. Schmidt,
S. Schmidt, G. Schmitz, W. Schnizer, H. Schoberth,
H. Schott, R. Schüppel, O. Schuhfried, V. Schulz, P. Selg,
F. A. Stebner, K. v. Steinaecker, N. Stiller, G. Stux, B.Uehleke,
P.U. Unschuld, H. Walach, A. Walper, P. Wenzel, J. Windeler,
R. Winkler, A. Wirth, H. D. Wolfstädter

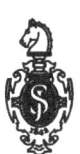

Stand: März 1996

Springer-Verlag Berlin Heidelberg GmbH

## Impressum

*Herausgeber:*

Prof. Dr. med. M. BÜHRING
Leiter der Klinik für Naturheilkunde
des Universitätsklinikums Benjamin Franklin
der Freien Universität Berlin,
Präsident der Europäischen Gesellschaft für
Klassische Naturheilverfahren

Univ.-Prof. em., Dr. med., Dr. h.c. mult.
F. H. KEMPER
Leiter der Umweltprobenbank für Human-
Organproben/Umweltdatenbank; Präsident
des Medizinischen Fakultätentages der
Bundesrepublik Deutschland; Vorsitzender
des Vorstandes der ESCOP (European
Scientific Cooperation of Phytotherapy)

*Redaktion*
K. SCHICK

*Aktuelles*
Dipl. Biologe J. MEYER-WEGENER

*Projektentwicklung/Zentralredaktion*
Dr. med. N. STILLER,
E. BIEBER
med-inform
Schneider-Wibbel-Gasse 4
40213 Düsseldorf

*Satz*
K. FLEMING
med-inform

*Visuelles Konzept*
MetaDesign, Berlin

*Druck*
Druckerei Wesel, Baden-Baden

ISBN 978-3-540-60810-3     ISBN 978-3-662-25283-3 (eBook)
DOI 10.1007/978-3-662-25283-3

Ursprünglich erschienen bei Springer-Verlag Berlin
Heidelberg New York 1996

Geschäftliche Post bitte ausschließlich an
den Springer-Verlag, Auftragsbearbeitung
zu Händen von Frau R. ASSMANN
Postfach 31 13 40
10643 Berlin

# Sektion 00, Wegweiser

*Inhaltsübersicht*

# Inhaltsübersicht der Sektionen und ihrer Kapitel

(die mit der Folgelieferung März '96 gelieferten Beiträge sind hellblau
unterlegt.) ● = Gutachten

*Inhaltsubersicht*

*Inhaltsübersicht*

## Sektion 09, Körperorientierte Psychotherapie u.a.

*Inhaltsübersicht*

*Inhaltsübersicht*

# Autoren und Editoren

ABEL, ULRICH,
PD Dr. rer. nat., Dr. biol. hum.,
Institut für Med. Biometrie u.
Informatik, Universität Heidelberg

ALBRECHT, ASTRID,
Dr. med., Karlsruhe

BECKER, HANS,
Prof. Dr. med., Institut für
Psychotherapie und Psychoanalyse,
Heidelberg

BIENEK, ARTUR,
Dr. med., Teutoburger-Wald-Klinik
und Parkklinik, Bad Rothenfelde

BRANDMAIER, ROLAND,
Dr. med., Biometrisches Zentrum
für Therapiestudien GmbH,
München

BRAUMANN, KLAUS-MICHAEL,
Prof. Dr. med., Olympiastützpunkt
Hamburg/Kiel, Fachbereich Sport-
wissenschaften, Universität Hamburg

BRECKLINGHAUS, HANS-GEORG,
Dipl. Päd., Certified Rolfer, Freiburg

BROCK, FRANZ-E.,
Dr. med., Kneippianum,
Bad Wörishofen

BÜHRING, MALTE,
Prof. Dr. med., Universitätsklinikum
Benjamin Franklin, Klinik für Natur-
heilkunde, Freie Universität Berlin

CONRADI, EBERHARD
Prof. Dr., Direktor der Universitäts-
und Poliklinik für Physikalische
Medizin und Rehabilitation der
Charité, Humboldt-Universität
Berlin

CZETCZOK, HANS-ERICH,
Dipl.-Psychol., Hiddenhausen

DREWS, BERNADETTE,
Ärztin, Institut für angewandte
Physiologie und Balneogie der Albert-
Ludwigs-Universität Freiburg,
Außenstelle Bad Krozingen

EHRENSPERGER, THOMAS
Dr. med., Basel

ERNST, EDZARD
Prof., Direktor des Center for
Complementary Health Studies,
University of Exeter

FASSOLD, CORNELIA,
Dr. med., Berlin

FIALKA, VERONIKA
Dr. med., Univ.-Doz., Universitäts-
klinik für Physikalische Medizin und
Rehabilitation, Wien

FITZEK, SABINE,
Dr. med., Bubenreuth

FRICK, GERHARD,
Dr. med. habil., stellv. Vorsitzender
der IÄA für Ultraviolettbestrahlung
des Blutes (UVB und HOT) e.V.,
Greifswald

FRIEDRICH, KURT-WERNER,
ehem. Leiter der Sebastian-Kneipp-
Schule, Bad Wörishofen

GRÜNWALD, JÖRG,
Dr., Berlin

GUTENBRUNNER, CHRISTOPH,
Prof. Dr., med., Institut für
Balneologie und medizinische
Klimatologie der Medizinischen
Hochschule Hannover

HÄNSEL, RUDOLF,
    Prof. Dr. rer. nat., München
HARTMANN, BERND,
    PD Dr. med., Institut für angewandte
    Physiologie und Balneogie der Albert-
    Ludwigs-Universität Freiburg,
    Außenstelle Bad Krozingen
HARTMANN, MARGARETE,
    Dr. med., Balneologia Badenia,
    Merzhausen
HEROLD, MANFRED,
    Univ.-Doz. DDr., Univ. Klinik für
    Innere Medizin, Innsbruck
HILDEBRANDT, GUNTHER,
    Prof. Dr. med., Institut für Arbeits-
    physiologie und Rehabilitations-
    forschung, Marburg
HÖRNING, MARTIN,
    Dr. med., Steinheim
HOLLE, ROLF,
    Dr., Institut für Med. Biometrie
    und Informatik, Universität
    Heidelberg
HÜBNER, WOLF-DIETRICH,
    Dr. med., Berlin
JÄNIG, WILFRID,
    Prof. Dr. med., Physiologisches
    Institut, Christian-Albrechts-
    Universität, Kiel
JOHNEN, ROLF,
    Dr. med., Psychosomatische Klinik,
    Schömberg
JURETZEK, WILTRUD
    Dr. med., Karlsruhe
KASPER, HEINRICH,
    Prof. Dr. med., Medizinische
    Universitätsklinik, Würzburg

KEMPER, FRITZ H.,
    Prof. Dr. med., Dr. h.c., Umwelt-
    probenbank für Human-Organproben,
    Westf. Wilhelms-Universität, Münster
KERSKEN, THOMAS
    Arzt, Düsseldorf
KOCH, HERBERT,
    Dr. med., Teutoburger-Wald-Klinik
    und Parkklinik, Bad Rothenfelde
KRAFT, HARTMUT,
    Dr. med., Köln
KRÜGER, ARND,
    Prof. Dr. phil, Institut für Sport-
    wissenschaften, Universität
    Göttingen
LANGE, STEFAN,
    Dr. med., Abteilung für
    Medizinische Informatik, Biometrie
    und Epidemiologie, Ruhr-Universität
    Bochum
LAUDAHN, DIRK,
    Arzt, Berlin
LOEW, DIETER
    Prof. Dr. Dr. med., Wuppertal
MATTHIESSEN, PETER F.,
    PD, Dr. med., Medizinische
    Fakultät, Universität Witten/
    Herdecke
MEINHOLD, MATTHIAS,
    Dr. med., Dipl-Phys., Nürnberg
MELCHART, DIETER,
    Dr., med., Münchner Modell zur
    Integration von Naturheilverfahren
    in Forschung und Lehre,
    Universität München
MICHALSEN, ANDREAS,
    Dr. med., Berlin

.

MÜLLER, JENNY,
Dr. med., Hannover
MÜLLER-BRAUNSCHWEIG, HANS,
Prof. Dr. med.,
Wettenberg-Launsbach
OBERRITTER, HELMUT,
Dr. rer. nat., Dipl. Ernährungs-
wissenschaftler, Hünstetten-Limbach
OSTENDORF, GERD-MARKO,
Dr. med., Wiesbaden
PETERS, HANS-DIETER,
Prof. Dr. med., Pharmakologisches
Institut, Medizinische Hochschule
Hannover
PIEL, EDGAR,
Dr., Institut für Demoskopie,
Allensbach,
Allensbach am Bodensee
PIONTEK, PETER,
Dr., Projektträgerschaft Forschung
im Dienste der Gesundheit, Bonn
POHLMANN, GUNTER,
PD, Dr. med., Klinik für Innere
Medizin III der Friedrich-Schiller-
Universität Jena
POTHMANN, RAYMUND,
Dr. med., Kinderneurologisches
Zentrum, Ev. Krankenhaus,
Oberhausen
PRATZEL, HELMUT G.,
Prof. Dr. Dr., Institut für medi-
zinische Balneologie und Klima-
tologie, München
PREISINGER, ELISABETH,
Dr. med., OA, Universitätsklinik
für Physikalische Medizin und
Rehabilitation, Wien

QUIRIN, HERBERT,
Dr. med., Ärztlicher Leiter der Klinik
Bad Rippoldsau
ROSEN, FREIHERR VON JÜRGEN,
Dr. med., Kurklinik f. naturge-
mäße Ganzheitsbehandlung, Gersfeld
ROSSLENBROICH, BERND,
Dr. med. vet., Medizinische Fakultät
der Universität Witten/Herdecke
SALLER, REINHARD,
PD, Dr. med., Zentrum der Inneren
Medizin, Klinikum der Universität
Frankfurt, Frankfurt
SCHEDLOWSKI, MANFRED,
PD, Dr., Abteilung Medizinische
Psychologie und Klinische
Immunologie der Medizinischen
Hochschule Hannover
SCHMIDT, JÜRGEN,
Dr. phil., Klinik Schömberg
SCHMIDT, SÖREN,
Dr. rer. nat., Klinik für Tumor-
biologie, Freiburg/Breisgau
SCHMITZ, GREGOR,
Dr. med., Balve
SCHNIZER, WOLFGANG,
Prof. Dr. med., Privatklinik
St. Raphael, Bad Griesbach
SCHOBERTH, HANNES,
Prof. Dr. med., Ostseeklinik Damp
SCHOTT, HEINZ,
Prof. Dr. Dr., Medizinhistorisches
Institut der Universität Bonn
SCHUHFRIED, OTHMAR,
Dr. med., Universitätsklinik für
Physikalische Medizin und
Rehabilitation Wien

SCHÜPPEL, REINHART,
Dr. med., Blaustein

SCHULZ, VOLKER,
Prof. Dr. med., Berlin

SELG, PETER,
Dr. med., Abtlg. für Jugendpsychiatrie des
Gemeinschaftskrankenhauses Herdecke

STEBNER, FRANK A.,
RA, Dr. jur., Bielefeld

STEINAECKER, KAROLINE V.,
Atem- und Leibpädagogin, Berlin

STILLER, NIKLAS,
Dr. med., Düsseldorf

STUX, GABRIEL,
Dr. med., Düsseldorf

UEHLEKE, BERNHARD,
Dr. med. Dr. rer. nat.,
Kneipp-Werke, Würzburg

UNSCHULD, PAUL U.,
Prof. Dr., Institut für Geschichte der
Medizin, Universität München

WALPER, ANDREAS,
Dr. med., Berlin

WALACH, HARALD,
Dr. phil. Dipl. Psych., Abt.
Rehabilitationspsychologie der
Universität Freiburg

WENZEL, PETRA
Dr. med., Vethem

WIESENAUER, MARKUS,
Dr. med., Universität Göttingen

WINDELER, JÜRGEN,
PD Dr. med., Institut für
Medizinische Biometrie und Infor-
matik, Universität Heidelberg

WINKLER, RUDOLF,
Dr., Univ. Doz., Paracelsus-Institut,
Bad Hall, Österreich

WIRTH, ALFRED,
Prof. Dr. med., Ärztlicher
Direktor der Teutoburger-
Wald-Klinik und Parkklinik,
Bad Rothenfelde

WOLFSTÄDTER, HANS DIETER,
Wiss. Mitarbeiter, Universitätsklinikum Benjamin Franklin, Klinik
für Naturheilkunde, Freie Universität
Berlin

# Sektion 02, Bäder- und Klimaheilkunde

EDITOREN: CHR. GUTENBRUNNER UND
G. HILDEBRANDT

# Kohlendioxidbäder

**Einleitung. Physiologische Wirkungen; Wirkmechanismen.
Vorkommen/Applikation/Herstellung. Anwendungsgebiete/
Kontraindikationen. Schlußfolgerung. Literatur.**

BERND HARTMANN, BERNADETTE DREWS,
MARGARETE HARTMANN

## Einleitung

Kohlendioxid ist nicht nur Stoffwechselendprodukt und Basis der Photosynthese, sondern bei perkutaner Applikation
auch ein empirisch bewährtes Heilmittel.
Schon im Mittelalter galten Sauerwässer
und terrestrische $CO_2$-Gasquellen (»Mofetten«) als besonders heilkräftig, speziell
beim damals häufigen und sonst  therapieresistenten Ergotismus-induzierten
»Antonius-Feuer«.

Im Jahre 1624 identifizierte der Iatrochemiker van Helmont (1577–1644)
das »gas sylvestre« und inaugurierte damit gleichzeitig den Begriff Gas; seine
antiseptische Wirkung entdeckte Boyle
(1627–1691), Lavoisier (1743–1794)
gelang dann die chemische Analyse. In
einer der ersten systematischen medizinischen Untersuchungen stellte Lalouette
1777 fest, daß chronisch persistierende
Hautwunden durch serielle $CO_2$-Applikationen abheilen.

Orte mit natürlichem kohlendioxidhaltigem Wasser entwickelten sich im
19. Jahrhundert zu Herzheilbädern, ein
Begriff der wegen der Volumenbelastung
(»preload«) der aqualen Ganzkörperimmersion inzwischen beinahe obsolet erscheint. Perkutan appliziertes Kohlendioxid bleibt aber – aufgrund ärztlicher Erfahrung und teilweise nach gültigen Kriterien evaluiert – ein wirksames Heilmittel, mit dem Kreislauf- und Gefäßleiden
sowie vegetative Regulationsstörungen
erfolgreich behandelt werden können:
entweder im Heilbad kurmäßig intensiv
mit dem Ortsspezifikum oder ubiquitär
mit den Fertigarzneimitteln »Kohlensäurebad« beziehungsweise (technisch-)medizinischem $CO_2$ (siehe JORDAN 1985).

Die perorale Ingestion von $CO_2$-
haltigen Wässern – in Form der Trinkkur – wird an anderer Stelle (siehe Kapitel 02.12) abgehandelt.

........................................................

## Physiologische Wirkungen

Einen Überblick über die Hauptwirkungen von $CO_2$-Applikationen gibt
Tabelle 1.

### Atmung

Der oxidative Stoffwechsel produziert in
Ruhe 200 bis 250 ml, bei körperlicher

**Tabelle 1: Wirkungen der CO$_2$-Applikation**

- Vasodilatation (präkapillärer Arteriolen)

- Rekrutierung funktionell verschlossener Kapillaren

- Rechtsverschiebung der O$_2$-Dissoziationskurve

- Blutfluiditätsverbesserung

- Erhöhung der venösen Reagibilität (»Venentonus«)

- Stimulation der Warm-, Suppression der Kaltzeptoren der Haut

- Dämpfung des Sympathikus

- Antisepsis

Belastung bis 1,5 l CO$_2$/d. Als ubiquitärer Körperbestandteil ist molekulares CO$_2$ wasser- und lipoidlöslich und frei diffusibel, 25fach schneller als O$_2$. Der Druckgradient zwischen Gewebe beziehungsweise Alveolen und Kapillaren bestimmt die Dynamik in Peripherie und Lunge. Unter physiologischen Bedingungen werden 3 % des CO$_2$ über die Haut an die Atmosphäre eliminiert, die normalerweise 0,03 Vol.-% CO$_2$ enthält. Eine Erhöhung der CO$_2$-Konzentration im den Körper umgebenden Medium (Gas oder mit CO$_2$ imprägniertes Wasser) kann bei Sättigung zur perkutanen Aufnahme von maximal 30 ml CO$_2$/m$^2$ Körperoberfläche und Minute führen.

Arterielles Blut enthält entsprechend dem alveolären CO$_2$-Partialdruck von 40 mm Hg 500 ml Kohlendioxid/Liter, venöses Blut mit einem Partialdruck von 45 bis 47 mm Hg hat 550 ml/Liter (JORDAN 1985). Im Blut bleiben 5–10 % der CO$_2$-Moleküle physikalisch gelöst; zirka 10 % bilden mit NH$_2$-Gruppen Carbaminoverbindungen, überwiegend in den Erythrozyten. Im Blut katalysiert die Carboanhydrase den überwiegenden Teil zu Kohlensäure (H$_2$CO$_3$), die immediat in Bikarbonat und Protonen dissoziiert; das HCO$_3$-Gefälle gleichen Chlorid-Ionen des »Hamburger-Shift« aus (siehe BAUER et al. 1980).

Reduziertes Hämoglobin bindet – nach Haldane – mehr CO$_2$ als oxigenisiertes: dies erleichtert sowohl den peripheren Abtransport als auch die Exhalation von CO$_2$. Der CO$_2$-Anstieg verschiebt direkt sowie über eine pH-Abnahme – als Bohr-Effekt – die Sauerstoffdissoziationskurve nach rechts, verringert damit die Sauerstoffaffinität des Hämoglobins und verbessert die Sauerstoffabgabe in den Geweben.

Die perkutane CO$_2$-Applikation steigert nicht nur den Sauerstoffpartialdruck in der Haut sondern auch in der Muskulatur (KOMOTO et al. 1986; Abb. 1). Die CO$_2$-Inhalation hat bei Gesunden und Patienten mit Arterieller Verschlußkrankheit denselben Effekt (BOEKSTEGERS et al. 1990).

*Kohlendioxidbäder*

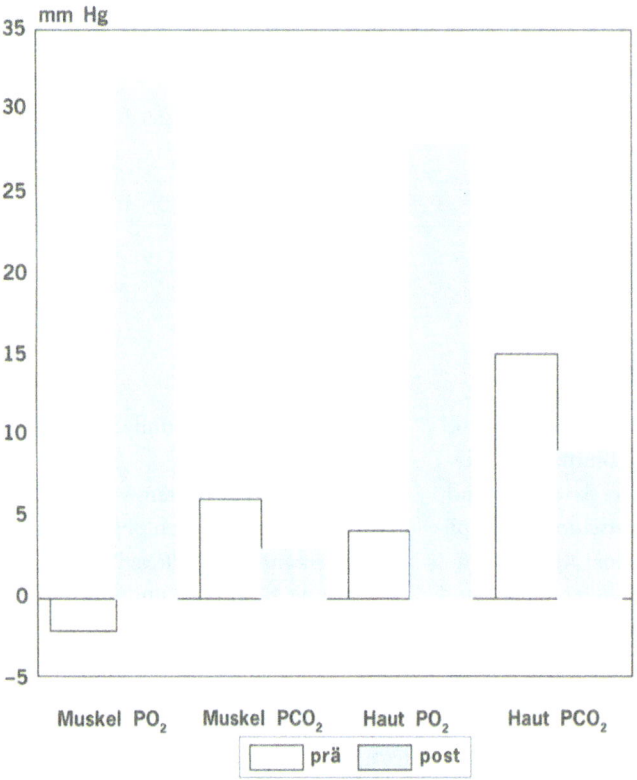

*Veränderungen des am Kaninchen massenspektrographisch direkt-invasiv gemessenen Muskel- und Haut-$O_2$- bzw. -$CO_2$-Partialdruckes nach jeweils 20-minütigem Süßwasser- bzw. $CO_2$-Wasservollbad (modifiziert nach Komoto 1986).*

Darüber hinaus führt das thermisch ausgeglichene kohlendioxidhaltige Vollbad im Gegensatz zum Süßwasservollbad zum Anstieg des arteriellen Sauerstoffpartialdruckes, was auf einer Aktivierung des Atemzentrums beziehungsweise einer verbesserten Homogenisierung von alveolärer Ventilation und Perfusion (Distribution) beruhen könnte (siehe JORDAN 1985).

**Hämodynamik**

Intrakorporale $CO_2$-Konzentrationszunahmen wirken einerseits zentral, andererseits lokal (siehe Tabelle 2): zentral durch Stimulation von Chemorezeptoren, die den Sympathikotonus erhöhen, wodurch – außer in den Hautvenen – der arterielle und der venöse Gefäßwiderstand zunächst ansteigt (z. B. CUNNINGHAM 1987).

**3**

Tabelle 2: Einfluß von $CO_2$-Applikationen auf Gefäßwiderstand

| Gefäßwiderstand | $CO_2$-Exposition | | |
| --- | --- | --- | --- |
| | perkutan | | inhalativ |
| | lokal | Ganzkörper | |
| | Haut/Muskel | Haut/Muskel | Haut/Muskel |
| arteriell | ↓ | ↓ | ↑ → ↓ |
| präkapillär | ↓ | ↓ | ↑ → ↓ |
| venös | ↑ | ? | ? |

Konzentrationsanstiege im Gewebe und in der peripheren Blutbahn dilatieren dagegen präkapilläre Arteriolen und eröffnen funktionell verschlossene Kapillaren, auch bei perkutaner Applikation (ITO et al. 1989). Peripherer Widerstand und arterieller Blutdruck sinken entsprechend. Die transkutane lokale Applikation hat den Vorteil, die intiale Phase der zentralnervös ausgelösten Vasokonstriktion zu umgehen.

Inhalative $CO_2$-Applikationen können die Wirkungen der kutanen Applikation nur zum Teil simulieren, da sie zunächst zu einer Vasokonstriktion führen. Erst die anschließende gewebliche $CO_2$-Konzentrationserhöhung bewirkt eine Dilatation, die auch bei stabilisiertem pH eintritt (z. B. BLAIR et al. 1960). Die Hyperkarbie reduziert den Widerstand in Haut- und Muskelarterien; die gleichzeitige pH-Reduktion dilatiert vor allem die Hautarterien, auch bei perkutaner Applikation (DIJI und GREENFIELD 1960).

Im Niederdrucksystem verstärken lokale $pCO_2$-Erhöhungen pH-unabhängig die venomotorische Reagibilität, die Hyperkarbie führt lokal und direkt-zentral zur Venenkonstriktion, die Azidose wirkt dilatierend (z. B. TIEDT 1990).

**Blutrheologie**
$CO_2$ beeinflußt die Blutfließ- und Gerinnungseigenschaften des Blutes: sowohl inhalativ als auch perkutan appliziert normalisiert $CO_2$ eine bestehende Hyperkoagibilität und Fibrinolysedepression (siehe HARTMANN 1993). Seriell appliziert verbessern Ganzkörper- und Dreiviertel-Bäder langfristig die Blutfluidität durch Abnahme der Blut- und Plasmaviskosität sowie des Hämatokrits. Ursache hierfür dürfte die Rekrutierung nicht perfundierter Kapillaren mit zell- und proteinarmen Inhalt sein, was der

Wirkung der pharmakologischen Hämo-
dilution entspricht (ERNST et al. 1990).

### Thermoindifferenz/Metabolismus/ Antisepsis

An der Haut stimuliert Kohlendioxid die
Warmrezeptoren und supprimiert die
Kaltrezeptoren: kohlendioxidhaltiges
Wasser wird deshalb um 2 °C wärmer
empfunden als Süßwasser (siehe JORDAN
1985).

$CO_2$-Konzentrationsänderungen
beeinflussen den Intermediärstoffwech-
sel: Anstiege steigern den Plasma-Phos-
phorspiegel sowie die Laktatdehydroge-
nase, was auf einer Suppression der Gly-
kolyse beziehungsweise Stimulation der
Glykogenbildung beruht (PLÖTNER et al.
1990).

Kohlendioxid wirkt außerdem anti-
septisch. Es verhindert das Keimwachs-
tum in Mineralwässern, wie in einer

Vielzahl von Untersuchungen im Vergleich zu »stummen« Wässern ohne $CO_2$
gezeigt worden ist (z. B. ZSCHALER 1979).

## Wirkmechanismen

Obwohl eine Vielzahl von Befunden aus
klinischen Grundlagenuntersuchungen
und auch klinische Wirksamkeitsstudien
existieren, gibt es über die genauen
Wirkmechanismen lediglich Hypothesen: bisher wird immer noch darüber
spekuliert, ob $CO_2$ direkt und/oder über
Intermediärfaktoren (bisher »missing
links«) wirkt. Klar ist bisher allerdings,
daß perkutan resorbiertes $CO_2$ über die
Zeit der Exposition hinaus im Körper
nachweisbar ist (Abb. 2; ANDREJEW
1990, JORDAN 1985).

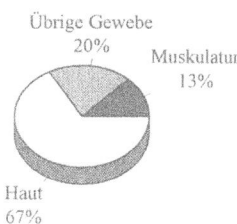

15. Minute

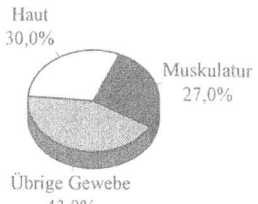

30. Minute post

### Abb. 2:

*$CO_2$-Verteilung am Ende einer 15minütigen Applikation sowie 30 Minuten nach Beendigung der Applikation (modifiziert nach Andrejew 1990).*

## Vorkommen/Herstellung/ Applikation

Hochkonzentriert kommt gasförmiges (»Mofette«) oder in Wasser gelöstes $CO_2$ als postvulkanisches Magmaprodukt der Erdkruste vor. Beim Aufsteigen dieser Gasquelle oder des Quellgases führt die Druckabnahme zur Konzentrationsabnahme beziehungsweise – nach Henry-Dalton – zur Entgasung des Wassers. Dies kann mit richtiger Technik, die einen Gasverlust auf dem Weg zur therapeutischen Applikation vermeidet, verhindert werden. Mit Entgasung ist an Krümmungen und Kaliberänderungen der Rohre zu rechnen. Diese hohen, therapeutisch günstigen $CO_2$-Konzentrationen der »Übersättigung« sind künstlich nur mit viel Aufwand zu erreichen.

Kohlendioxid ist in Wasser vor allem physikalisch gelöst, nur etwa 1 Promille der Moleküle sind chemisch als Kohlensäure gebunden. Die Löslichkeit wird außerdem – nach Gay-Lussac – von der Temperatur und allfällig zusätzlichen gelösten Wasserinhaltsstoffen beeinflußt. Druckabnahme, Erwärmung und Mineralien vermindern also die $CO_2$-Konzentration.

80 % der natürlichen Mineral- und/ oder Thermalwässer Deutschlands enthalten die therapeutisch notwendige Mindestkonzentration von $\geq$ 400 mg $CO_2$/l Wasser (HENTSCHEL 1967, SCHNIZER 1985). Den zur Deklaration als kohlensäurehaltiges Wasser (Nomen-

klatur: Tabelle 3) notwendigen Grenzwert von $\geq$ 1 g (jeweils pro kg Wasser) erreichen knapp zwei Drittel davon (Deutscher Bäderkalender). Medizinische Gase – z. B. von Linde oder Messer Griesheim – sind nach deutschem [DAB-] und europäischen [Ph. Eur.-] Arzneibuch ebenfalls Fertigarzneimittel. Dieses technisch hergestellte $CO_2$-»Trokkengas« kann, genau wie das natürliche Quellgas oder aus Wasser isoliertes $CO_2$, in Spezialplastiksäcken (z.B. Ehrlich, Bad Wurzach, Sinthylene Pont de Vaux, Frankreich) appliziert werden, wobei Kohlendioxid aus Druckflaschen (oder Mofetten) in einen den zu begasenden Körperteil umhüllenden und geschlossenen Plastiksack (»Kohlendioxidballon«) gefüllt wird.

Wasser kann mit Kohlendioxid auch durch Imprägnierapparate versetzt werden (z. B. Subaqua, Emmendingen, Unbescheiden, Baden-Baden, Technica, Ratzeburg).

Chemisch kann kohlendioxidhaltiges Wasser durch die Reaktion von (Hydrogen-)Karbonat mit einer äquivalenten Säuremenge (wie Aluminiumsulfat, Ammoniumchlorid, Fumarat, Natriumhydrogensulfat, Succinat) als Entwickler hergestellt werden. Diese »Kohlensäurebäder« sind als Fertigarzneimittel in der »Roten Liste« aufgeführt.

Wirksamkeitsstudien existieren für natürliches und technisch durch Gasimprägnation hergestelltes kohlendioxid-

*Kohlendioxidbader*

**Tabelle 3: Nomenklatur**

| Kohlendioxid: | medizinisch gebräuchlich (carbon dioxide) |
|---|---|
| Kohlendioxyd: | überholt |
| Kohlenstoffdioxid: | technisch nach Deutscher Industrie Norm |
| Kohlensäure: | historisch; da in Wasser nur 0,1 % als $H_2CO_3$ chemisch gebunden und damit 99,9 % als Gas gelöst |
| Säuerling, Sauerwassser, Sauerbrunnen, Sauerborn: | historisch-balneologisch nach Geschmack |
| Sprudel: | umgangssprachlich, meist in Verbindung mit sauer |
| Brodel-, Siedebrunnen: | historisch nach der Erscheinung |
| Selters: | pars pro toto, urprünglich nach Nieder-Selters; weitere Orte sind Selters, Neu-Selters, Ober-Selters |
| Seltzer: | anglisierte Variation von Selters, seit 1775 (auch hier von 1741–1775 Selters) |
| Soda: | mit $CO_2$ versetzt |
| gas sylvestre, aer fixa, Luftsäure: | iatrochemische Begriffe |
| Mofette: | natürliche Gasexhalation |
| »Trockengas«: | therapeutische Gasapplikation |

haltiges Wasser sowie für chemisch hergestelltes KAO-Bub® oder Actibath®. Die anderen »Kohlensäurebäder« sind bisher nicht evaluiert, ihre postulierte Wirksamkeit beruht lediglich auf Extrapolation und Analogieschlüssen.

Kohlendioxid wird perkutan in Wasser gelöst, als Gas und zusätzlich als invasive perkutan-subkutane Insufflation eingesetzt (per inhalationem wird es diagnostisch und experimentell verwendet).

Dosierungskriterien sind in Tabelle 4 dargestellt.

Die Wirkungen hängen eindeutig von der Konzentration ab: beginnend mit einer Schwellendosis von 400 mg/l Wasser nimmt die Wirkung bis 1.400 mg $CO_2$/l Wasser linear zu, um dann abzuflachen. Die Wassertemperatur modifiziert diesen Effekt nur wenig. Das Wirkungsplateau wird bei Gesunden nach drei Minuten erreicht; arterielle, venöse und mikrozirkulatorische

**Tabelle 4: Dosierungsparameter (1) und Zubereitungsarten (2)**

| (1) | – $CO_2$-Konzentration |
| --- | --- |
| | – Medium: Wasser, Gas, Feuchte |
| | – Temperatur |
| | – Fläche: Teil- oder Vollbad |
| | – Zeit: Dauer, Serie, Intervall |
| (2) | – natürlich |
| | – technisch oder |
| | – chemisch |

Durchblutungsstörungen verlängern die Latenz bis zum Erreichen des Wirkmaximums (HENTSCHEL 1967, SCHNIZER et al. 1985).

Bei der Applikationstemperatur muß wegen der Physik und Thermophysiologie strikt zwischen der Anwendung von natürlich oder künstlich imprägniertem Wasser einerseits und Gas andererseits unterschieden werden: »Trockengas« wird mit 28 °C bei hoher Luftfeuchte angewendet, was durch Dampfstöße erreichbar ist. Kommerzielle »Gasbadekabinen« erfüllen diese Standards häufig nicht (KRÜGER 1979). Als »Trockengas« wird dabei jede gasförmige Aplikation im Gegensatz zur Wasserapplikation bezeichnet. Für die Resorption muß die Haut feucht sein: Dies kann einerseits durch die hohe Luftfeuchte als Dampfstoß realisiert werden, – was gut dokumeniert und teilweise evaluiert ist –, andererseits wird dies bei der Plastiksackapplikation ebenfalls gefunden, ohne daß allerdings darüber gültige Messungen realisiert wurden.

Die »geschlossene $CO_2$-Gasbehandlung«, ursprünglich aus Marienbad und Royat/Auvergne, nutzt die Wärmeproduktion und die Verdunstungsfeuchte beziehungsweise Schweißbildung als Vehikel zur transkutanen Kohlendioxidaufnahme (BEER et al. 1994).

Bei der Applikation von $CO_2$-imprägniertem Wasser wirkt immer zusätzlich die Hydromechanik (Hydrostase und Archimedischer Auftrieb) und die Wassertemperatur. Die objektive Thermoneutralität (34,5 °C) und die subjektive Thermoindifferenz von $CO_2$-haltigem Wasser unterscheidet sich dabei deutlich von der Gasapplikation. Wegen der Thermoindifferenzverschiebung eignet sich kohlendioxidhaltiges Wasser zur Abkühlung, da kühleres Wasser erträglicher empfunden wird und die Hautmikrozirkulation erhalten bleibt.

Die Indikation und die Wirksamkeit der $CO_2$-Injektion (Insufflation) wird kontrovers diskutiert: bisher fehlen kontrollierte Studien, die mit Stickstoff, – wie sie zum Beispiel tierexperimentell durch die Arbeitsgruppe von Lecomte (Liège) exemplarisch durchgeführt wurden – leicht (und ethisch vertretbar) möglich sind (siehe Konsensus-Konferenz HARTMANN 1990).

Die Applikation als lokales oder Ganzkörper-Bad unterscheidet sich in

*Kohlendioxidbäder*

seinen Wirkungen: der arterielle Blutdruck und die Rheologie werden nur durch die Ganzkörperapplikation beeinflußt, die lokale Hämodynamik wird durch die gezielte Exposition verändert.

$CO_2$-Bäder werden traditionell kurz – und nach wissenschaftlichen Kriterien damit zu kurz – angewendet, bereits vor Jahren wurde Übereinstimmung erzielt, daß die Mindestdauer der Applikation zwanzig Minuten betragen sollte. Allerdings haben Kurärzte positive Erfahrungen mit dieser kurzdauernden Applikation. Diese Bäder können auch ambulant angewandt werden; sie können rezeptiert werden.

Bei kurmäßiger serieller Anwendung sollten mindestens zehn Applikationen innerhalb von vier Wochen erfolgen. Neben den spezifischen Wirkungen sind dabei die regulativen Anpassungsvorgänge (Adap[ta]tion, Habituation, Akkomodation) externer Stimuli im Sinne eines Regulationstrainings zu berücksichtigen (HILDEBRANDT 1982).

..........................................................

## Anwendungsgebiete/ Kontraindikationen

Die Tabelle 5 zeigt die Indikationen und Kontraindikationen als Ergebnis einer Konsensus-Konferenz.

Die Kohlendioxidtherapie verbessert nach vorliegenden Erfahrungen bei Arterien-, Venen- und Mikrozirkulationsstörungen die Hautmikrozirkulation und die Extremitäten-Gesamtdurchblutung: am stärksten während der Applikation, aber auch anschließend und bei serieller Anwendung langfristig.

**Tabelle 5: Indikationen und Kontraindikationen**

**Als gesichert geltende Indikationen:**

- Arterielle Verschlußkrankheit
- Hautmikrozirkulationsstörungen
- Arterielle Hypertonie (siehe Text)
- Venöse Insuffizienz (speziell als kühle Wasserapplikation, venöse Protektion)
- leichte bis mäßige Herzinsuffizienz (bis Stadium NYHA II)
- Algodystrophie (M. Sudeck) im Stadium I
- Fibromyalgie
- Vegetative Regulationssstörung
- Trainingsmangel, wenn Muskeltraining unmöglich

**Fragliche Indikationen:**

- zerebrale Durchblutungsstörungen

**Kontraindikationen:**

- Hyperkapnie
- (bei Wasseranwendung: die dafür gültigen Kontraindikationen)

**Fragliche Kontraindikation:**

- arterielle Hypotonie

## Arterielle Verschlußkrankheit

In Untersuchungen verbesserte sich die arterielle Durchblutung sowohl bei der $CO_2$-Gas- als auch bei der »Kohlensäure«-Wasserbehandlung (BEUTEL und SOBANSKI 1985, MAY 1980).

Abb. 3 zeigt für das Stadium II des intermittierenden Hinkens im Vergleich zur Bewegungstherapie als therapeutischem »Goldstandard« die reaktive Hyperämie nach suprasystolischer Sperre, die kontrollierte Gehleistung und die fußergometrisch bestimmte Leistung der Wadenmuskulatur. Serielle $CO_2$-Applikationen besserten diese Parameter deutlicher als die Bewegungstherapie, was weitere Untersuchungen bestätigen (z.B. FABRY et al. 1985, KRÜGER 1979).

Die Exposition von Körperarealen begrenzt die Dilatation auf den immergierten Körperteil ohne Blutdrucksen-

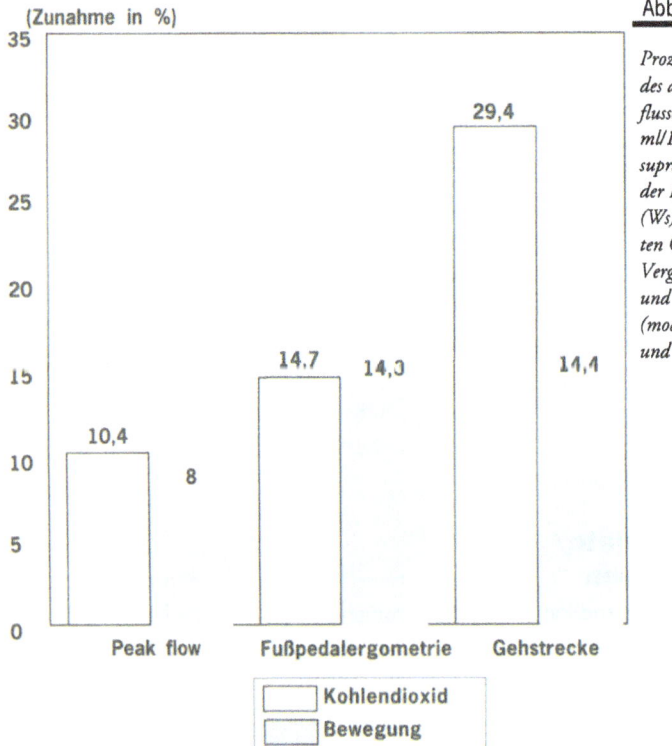

Abb. 3:

*Prozentuale Änderungen des arteriellen Spitzenflusses (»peak flow« in ml/100 ml x min) nach suprasystolischer Sperre, der Fußpedalergometrie (Ws) und der kontrollierten Gehstrecke (m) im Vergleich von Bewegungs- und Kohlendioxidtherapie (modifiziert nach Beutel und Sobanski 1985).*

kung mit lokaler Durchblutungszunahme ohne Steal- oder Borrowing-lending-Effekt (MAY 1980).

Im Stadium IV der AVK mit peripherer Nekrose ist das $CO_2$-Teil-Gasbad nach Cobet und Ratschow eine klassische Indikation, dasselbe gilt für die Applikation kohlendioxidhaltigen Wassers, belegt durch gut dokumentierte Beobachtungsstudien (z. B. WERNER et al. 1990). Offensichtlich wirkt die perkutane Kohlendioxidapplikation auch bei diabetischer Mikroangiopathie, wobei hier der genau Wirkmechanismus immer noch unklar ist; offensichtlich kommt es doch zu einer weiteren Rechtsverschiebung der $O_2$-Dissoziationskurve und zu den Reaktionen (siehe unten), mit denen MUCHA (1992) die therapeutische Wirksamkeit bei Algodystrophie diskutiert.

Die akrale Vasodilatation eignet sich zur Behandlung akraler funktioneller und morphologischer Durchblutungsstörungen (primäres und sekundäres Raynaud-Syndrom) (DIJI and GREENFIELD 1960, HARTMANN et al. 1995). Lokal appliziertes Kohlendioxid verbessert die Hand- und Fingerdurchblutung sowie die subjektive Befindlichkeit und reduziert Schweregrad und Häufigkeit der Attacken.

Inwieweit die perkutane $CO_2$-Applikation die Hirndurchblutung beeinflußt, ist noch unklar und möglicherweise applikationsabhängig (z. B. JORDAN 1985). In Osteuropa wird die kutane Ganzkörperexposition bei Hirndurchblutungsstörungen und Hirnleistungsschwäche als indiziert betrachtet (FLORIAN et al. 1990).

## Arterielle Hypertonie

Die $CO_2$-induzierte Senkung des peripheren Kreislaufwiderstands ist der rationale Therapieansatz der arteriellen Hypertonie. Allerdings konnte bei Grenzwerthypertonikern während einer Kur mit Gewichtsreduktion und Salzrestriktion kein spezifischer Kohlenstoffdioxideffekt festgestellt werden (z. B. HARTMANN et al. 1989). Dagegen sanken in weiteren Untersuchungen nach mehrwöchiger regelmäßiger $CO_2$-Applikation bei manifester Hypertonie die Ruheblutdruckwerte, gleichzeitig verbesserte sich die periphere Mikrozirkulation und der periphere Widerstand nahm ab (WINTERFELD et al. 1990).

Zahlreiche weitere Untersuchungen und die lange Empirie der komplexen Kur auf der Basis der »Kohlensäurebäder« (z. B. HENTSCHEL 1967, HILDEBRANDT 1982) stützen weiter diese klassische Indikation.

## Herzerkrankungen

Süßwasser-Vollbäder und Kohlensäurewasser-Vollbäder sind bei schwerer Ausprägung von Herzinsuffizienz, koronarer Herzkrankheit und -rhythmusstörungen kontraindiziert. Die Patienten sind vor allem in der Anfangsphase durch den hydrostatischen Druckanstieg gefährdet, wenn der periphere Widerstand noch nicht abgenommen hat. Als Teil- und/oder Gas-Bad kann $CO_2$ bei Patienten mit Herzerkrankungen leichterer Stadien trotzdem appliziert werden. So profitierten Patienten mit Herzinsuffizienz der NYHA-Stadien II und III bei Zustand nach Herzinfarkt von $CO_2$-Applikationen über eine Steigerung der peripheren $O_2$-Ausnutzung von 6 % (siehe KNOPF et al. 1989).

Bei kardialer Hypoxämie steigerten in weiteren Untersuchungen $CO_2$-Applikationen außerdem den arteriellen $pO_2$, dieser Anstieg war bei niedrigen Ausgangswerten deutlicher: von durchschnittlich 70 mm Hg um 15 mm Hg (LÜDERITZ 1970).

Kurmäßig appliziert steigerte die $CO_2$-Wasserapplikation das Schlagvolumen und das Herzzeitvolumen und senkte gleichzeitig die Herzfrequenz und den peripheren Widerstand; parallel dazu nahm die ergometrisch gemessene Leistungsfähigkeit zu. Gleichzeitig besserte sich die Angina pectoris Symptomatik (SOROKINA et al. 1985a, SOROKINA et al. 1985b).

## Venöse Insuffizienz

Bei Wärmezufuhr weist $CO_2$ einen venenprotektiven Effekt auf (siehe HART-MANN et al. 1993). Eine Verbesserung der Venenfunktion durch perkutane $CO_2$-Applikation wird seit langem aus theoretischen Gründen kontrovers diskutiert, einerseits von Klinikern postuliert, andererseits von Theoretikern verneint. So fand eine französische Arbeitsgruppe, daß die iterative Immersion in kohlenstoffdioxidhaltiges Mineral-Thermalwasser von 35 bis 37 °C die Venenfunktion bei Varikose und Postthrombotischem Syndrom bessert (GARREAU und GARREAU-GOMEZ 1985, PEANNE 1989). Die Funktionsverbesserung nach kurmäßiger $CO_2$-Applikation entspricht dabei den Resultaten repetitiver Kaltreize durch Güsse mit Leitungswasser 15 °C, die konvektiv Wärme entziehen (siehe HARTMANN 1993).

28 °C temperierte kohlendioxidhaltige Unterschenkelbäder bei Varikose und Postthrombotischem Syndrom wirken über die Abkühlung und den hydrostatischen Druck; ob hier $CO_2$ zusätzlich wirkt, ist unklar; unbestritten positiv ist die subjektiv angenehme Wassertemperatur, was für Süßwasser von 28 °C nicht gilt.

Abb. 4 zeigt die Veränderung der erhöhten Venenkapazität bei serieller $CO_2$-Applikation als Vollbäder im Vergleich zu temperaturgleichem Süßwasservollbädern von jeweils 34,5 °C, also Thermoneutralität. Hier scheint also ein spezifischer $CO_2$-Effekt nachgewiesen zu sein. Die venenprotektive $CO_2$-Wirkung

*Kohlendioxidbäder*

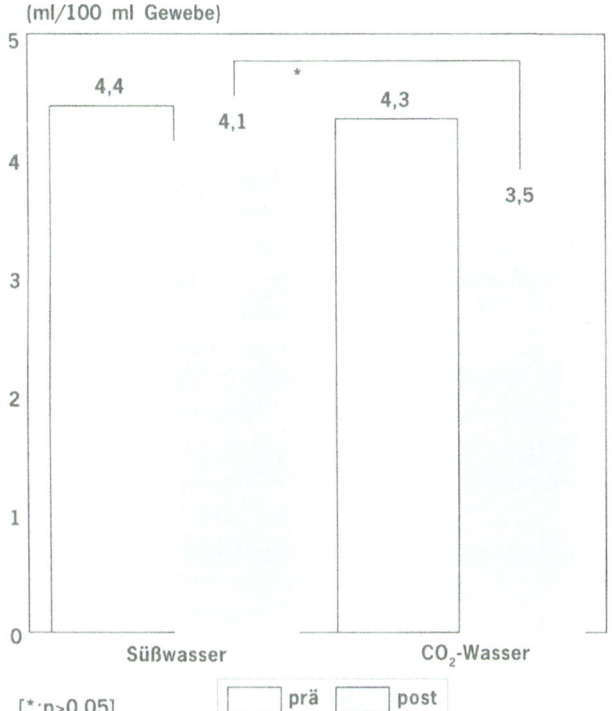

**Abb. 4:**

*Reduktion der venenver-
schlußplethysmographisch
gemessenen erhöhten
venösen Kapazität vor und
nach serieller Süßwasser-
und $CO_2$-Wasser-
applikation (12 Bäder von
34,5 °C in 3 Wochen;
nach Hartmann et al.
1991).*

bei externer Wärmezufuhr nach 20mi-
nütigem Aufenthalt im 36 °C temperier-
ten Mineral-Thermal-Bewegungsbad mit
600 mg $CO_2$/kg Wasser wurde in einer
post-prä-Studie nachgewiesen, für die
wegen der möglichen Patientengefähr-
dung durch Wärmezufuhr aus ethischen
Gründen keine Kontrollen möglich waren (HARTMANN et al. 1993).

## Algodystrophie (M. Sudeck)

Im Stadium I der Algodystrophie führt
perkutanes $CO_2$ zu einer Schmerzreduk-
tion, klinisch-funktionellen Besserung
und einer deutlich verkürzten Regenera-
tion bei insgesamt vermindertem Be-
handlungsaufwand. Ursächlich dafür
werden eine $CO_2$-induzierte systemische
vegetative Entspannung, eine Ödemre-
sorption mit Normalisierung des Sub-
strataustausches und ein durch Abbau

nozizeptiver Substanzen verursachte Analgesie diskutiert (MUCHA 1992).

## Fibromyalgie

Während die Effekte bei Algodystrophie durch kontrollierte Studien gut unterlegt sind, sind die positiven Effekte bei »Weichteilrheumatismus« durch lange Erfahrung bekannt, bisher aber nicht evaluiert.

Dasselbe gilt für vegetative Regulationsstörungen (»vegetative Dystonie«), bei denen die positiven Effekte des Süßwasserbades in Synergie therapeutisch sinnvoll einsetzbar sind.

...........................................................

## Schlußfolgerung

Kohlendioxid ist also bei richtiger Indikation und Dosierung als ein wirksames und nebenwirkungsfreies natürliches, chemisches und technisches Therapeutikum anzusehen. Allerdings existiert trotz der vielen Studien noch keine allgemeine Übereinstimmung über eine optimale Dosierung und den genauen differentialtherapeutischen Einsatz. Die längst überfälligen Standards werden zur Zeit von multinationalen Arbeitsgruppen bearbeitet. Neben diesen klinischen Studien sollte versucht werden, die Wirkmechanismen und vor allem die »missing links« mit der inzwischen weiterentwickelten subtilen Methodik herauszufinden. Da-

für gibt es genügende wissenschaftliche Anknüpfungspunkte, so simuliert die $CO_2$-Erhöhung einen auch durch körperliche Aktivität (Sport-, Leistungs-, Trainings- und Bewegungstherapie) veränderten Parameter, zwar in unterschiedlichen Organsystemen mit dem Antagonismus von Haut- und Muskeldurchblutung.

Ganz praktisch ist die $CO_2$-Therapie mit ihren unterschiedlichen Facetten daher vor allem für die Patienten wichtig, die wegen ihres Lebensalters oder konkomitierender Erkrankungen am Stütz- und Bewegungssystem ihre Muskulatur nicht ausreichend aktivieren können; sie vor allem profitieren von diesem reaktiven Verfahren der Physikalischen und Rehabilitativen Medizin. Auch in diesem Sinne lohnt es sich, den vorhandenen Forschungsbedarf zu definieren und abzuarbeiten.

...........................................................

## Literatur

ANDREJEW, S.V.: *Aufnahme, Verteilung und Ausscheidung von Kohlensäure bei $CO_2$-Bade- und Trinkkuren. Z. Phys. Med. Baln. Med. Klim. (Suppl.1) 19 (1990) 33–9.*

BAUER, C., G. GROS, H. BARTELS: *Biophysics and physiology of carbon dioxide. Springer, Heidelberg – New York (1980)*

BEER, A.-M., G. GRUSS, K. MOTTAGHY: *Zur Wirksamkeit der geschlossenen $CO_2$-Gasbehandlung, Phys.Rehab.Kur Med. 4 (1994) 44–8.*

BEUTEL, G., R. SOBANSKI: *Ergebnisse der komplexen Kurorttherapie bei peripherer Verschlußkrankheit im Stadium II. Z. Physiother. 37 (1985) 309–11.*

BEUTEL, G., R. SOBANSKI: *Ergebnisse der komplexen Kurorttherapie bei peripherer Verschlußkrankheit im Stadium II. Zeitschrift für Physiotherapie 37 (1985) 309–11.*

BLAIR, D. A., W. E. GLOVER, L. MCARDLE, C. RODDIE: *The mechanism of the peripheral vasodilatation following carbon dioxide inhalation in man. Clin.Sci. 19 (1960) 407–23.*

BOEKSTEGERS, P. M., W. WEISS, W. FLECKENSTEIN: *The effect of hypercapnia on the distribution of $pO_2$ values in resting human skeletal muscle. In: Clinical Oxygen Pressure Measurement II (Hrsg.: Ehrly, A.M., Fleckenstein, W., Hauss, J., Huch, R.) Blackwell Ueberreuter, Berlin (1990) 9–14.*

CUNNINGHAM, D. J. C.: *Studies on arterial chemoreceptors in man. J. Physiol. (Lond.) 384 (1987) 1–26.*

DEUTSCHER BADERVERBAND: *Deutscher Bäderkalender. Flöttmann Gütersloh (1995), 61–67.*

DIJI, A., A. D. M. GREENFIELD: *The local effect of carbon dioxide on human blood vessels. Amer. Heart J. 60 (1960) 907–14.*

ERNST, E., K. L. RESCH, M. RUMPF: *Einfluß serieller $CO_2$-Bäder auf die Blutfluidität – eine kontrollierte Untersuchung an 802 Herz-Kreislauf-Patienten. Herz-Kreislauf 22 (1990), 335–8.*

FABRY, R., J. CHEYNEL, J. J. DUBOST, CH. DANY, G. SCHAFF: *The effects of $CO_2$ gas thermal therapy in stage III atherosclerosis obliterans of lower limbs. Cah. Arteriol. Royat 12 (1985) 78–83.*

FLORIAN, M., L. ANITEI, M. DINESCU: *Klinisch-funktionelle Studie über die Änderung hormoneller Parameter und des Kreislaufs unter dem Einfluß der Therapie mit generellen natürlichen Mofetten in Covasna (Rumänien). Z. Phys. Med. Baln. Med. Klim. (Suppl 1) 19 (1990) 87–88.*

GARREAU, C., B. GARREAU-GOMEZ: *Mesures des effets des eaux de Barbotan-les-thermes sur le remplissage et la vidange veineuse chez les phlébitiques et les variqueux par pléthysmographie a jauge de mesure. Phlébologie 38 (1985) 529–39.*

HARTMANN, B., U. POHL, D. WOHLTMANN, J. HOLTZ, E. BASSENGE: *Wirkung von Kohlensäurebädern auf den Blutdruck von Grenzwerthypertonikern. Z. Kardiol.78 (1989) 526–31.*

HARTMANN, B., Y. AGISHI, Y. KOMOTO, H. YOROZU, I. ANDREJEV, V.M. BOGOLJUBOV, G. JONDERKO, J. BENDA, J. KOLESAR, M. MATEJ, M. FABRY, G. SCHAFF, M. BUHRING, H. JORDAN, H., W. SCHMIDT-KESSEN, W. SCHNIZER, N. TIEDT, H.-J WINTERFELD, L. ANITEI, M. FLORIAN : *Ergebnisse der Konsensus-Konferenz über Kohlenstoffdioxidbalneotherapie Z. Phys. Med. Baln. Med. Klim. (Suppl 1) 19 (1990) 13–15.*

HARTMANN, B., B. DREWS, E. BASSENGE: *$CO_2$-induzierte Zunahme der akralen Durchblutung und des Sauerstoffpartialdruckes bei arterieller Verschlußkrankheit. Dtsch. med. Wschr. 116 (1991) 1617–21.*

HARTMANN, B., B. DREWS, C. BURNUS, E. BASSENGE: *Zunahme von Fußrücken-Hautdurchblutung und -transkutanem Sauerstoffpartialdruck während Unterschenkel-Immersion in kohlendioxidhaltigem Wasser bei Patienten mit arterieller Verschlußkrankheit: Ergebnisse einer gegen Süßwasser kontrollierten Studie. Vasa 20 (1991) 382–7.*

Kohlendioxidbader

HARTMANN, B.: *Kohlendioxid-Balneotherapie: Effekte auf Haut-Mikrozirkulation und -Sauerstoff-Partialdruck, Makrozirkulation und arteriellen Blutdruck von Gefäß- und Kreislaufkranken. Habilitationsschrift (1993).*

HARTMANN, B.: *Carbothérapie thermale dans le syndrome de Raynaud. Effects de l'immersion de la main dans l'eau minérale carbogazeuse. Les acrosyndromes, Cah. Arteriol. Royat 20 (1995) 7–10.*

HENTSCHEL, H.-D.: *Über die Hautrötung im Kohlensäurebad. Habilitationsschrift (1966).*

HENTSCHEL, H.-D.: *Das Kohlensäurebad im Wandel der Heilkunde, Med. Welt 18 (N.F.): 3074–3086, (1967).*

HILDEBRANDT, G.: *Grundlagen der Kurortbehandlung bei Herz- und Kreislauferkrankungen. Therapiewoche 32 (1982) 4252–66.*

ITO, T., J.L. MOORE, M.C. KOSS: *Topical application of $CO_2$ increases skin blood flow. J.Invest. Dermatol. 93 (1989) 259–262.*

JORDAN, H.: *$CO_2$-Bädertherapie – Auswertung eines Symposiums mit internationaler Beteiligung. Z. Physiother. 37 (1985) 75–98.*

KNOPF, D., K. HOFMANN, G. PLOTNER: *Veränderungen der arterio-venösen Sauerstoffpartialdruckdifferenz im Verlauf einer Behandlungsserie mit Kohlensäuremineralwasserbädern. Z. Physiother. 41 (1989) 161–6.*

KOMOTO, Y., T. KOHMOTO, M. SUNAKAWA, Y. EGUCHI, H. YOROZU, Y. KUBO: *Dermal and subcutaneous tissue perfusion with a $CO_2$-bathing. Z. Physiother. 38 (1986) 103–12.*

KRUGER, H.: *Vergleichende Untersuchung des therapeutischen Effekts von $CO_2$-Gasbädern und krankengymnastischer Übungsbehandlung bei der claudicatio intermittens. Dissertation (1979).*

LUDERITZ, B.: *Das Verhalten des arteriellen Blutdruckes, der Sauerstoffaufnahme und der Pulsfrequenz in Bädern unterschiedlicher Zusammensetzung, Wasserhöhe und Temperatur bei unterschiedlichen Expositionszeiten. Forschungsbericht. Westdeutscher Verlag (1970).*

MAY, E.: *Klinisch-experimentelle Untersuchungen über den therapeutischen Wert des Segment-Kohlensäuregasbades im Vergleich zum konventionellen Gasbad. Dissertation (1980).*

MUCHA, C.: *Einfluß von $CO_2$-Bädern im frühfunktionellen Therapiekonzept der Algodystrophie. Phys. Rehab. Kur. Med. 2 (1992) 173–178.*

PEANNE, B.: *Prévention et hygiène de l'insufficance veineuse chronique – Place priviligée de la cure thermale, Presse therm. clim. 126: 117–122, (1989).*

PLOTNER, G., K. HOFMANN, D. KNOPF: *Zum Einfluß der $CO_2$-Bäder-Therapie auf Stoffwechsel- und Streßparameter bei Herzinfarktpatienten während der Frührehabilitationskur. Z. Physiother. 42 (1990) 245–59.*

SCHNIZER. W., R. ERDL, P. SCHOPS, N. SEICHERT: *The effects of external $CO_2$ application on human skin microcirculation investigated by laser Doppler flowmetry. Intern. Journal of Microcirculation: Clinc. Exp. 4 (1985) 343–350.*

*Kohlendioxidbäder*

Sorokina, E.I., J.T. Ponomarev, V.V. Portnov: *Der Einfluß »trockener« Kohlensäurebäder auf die Herz- und Koronarinsuffizienz von Postinfarkt-Kardiosklerose-Patienten. Z. Physiother. 37 (1985a) 249–54.*

Sorokina, E. I., O. B. Davydova, N. B. Poskus, N. S. Kamenskaja, N. A. Kenevic: *Anwendung von Kohlensäurebädern bei der Behandlung von Patienten nach einem Herzinfarkt. Z. Physiother. 37 (1985b) 403–7.*

Tiedt, N.: *Physiologie und Pathophysiologie des* $CO_2$ *Z. Phys. Med. Baln. Med- Klim. (Suppl. 1) 19: 17–32, 1990.*

Werner, G. T., M. Gadomski, F. Wehle: *Kohlensäurebäder in der Behandlung chronischer, schlecht heilender Wunden. Z. Phys. Med. Baln. Med. Klim. (Suppl.1) 19 (1990) 52–6.*

Winterfeld, H.-J., H. Siewert, D. Strangfeld: *Einfluß ambulanter* $CO_2$*-Badserien auf Blutdruck, Herzfrequenz und periphere Mikrozirkulation bei Therapie mit Propranol. Z. Phys. Med. Baln. Med. Klim. 19 (1990) 183–6.*

Zschaler, R.: *Einfluß von Kohlendioxid auf die Mikrobiologie von Getränken. Der Mineralbrunnen 29 (1979)134–6.*

# Sektion 05, Massage

EDITOR: H. SCHOBERTH

# Massage: Allgemeine Grundlagen Teil 3: Physiologische Effekte

**Einführung. Physiologische Effekte der Massage: Tabellarischer Überblick; Wirkung auf Muskeltonus; Haut- und Muskeldurchblutung und -temperatur; Weitere Kreislaufwirkungen; Harn und Blut; Enzyme und Hormone; Muskelarbeit, -erholung und -leistung. Ausblick. Literatur.**

HARALD WALACH

## Einführung

In klassischen Einführungen zur Massage (MUSCHINSKY 1992, HENTSCHEL 1991) findet man in der Regel sehr viele Angaben über Indikationen und Wirkungen der Massage, die alle auf Erfahrung gründen. Diese Erfahrung ist aber normalerweise nicht systematisiert. Wir haben es deshalb unternommen, einen möglichst vollständigen Überblick über die Effekte der Massage zu erhalten, die durch systematische, wissenschaftliche Untersuchungen belegt sind. Das Ergebnis haben wir ausführlich andernorts dargestellt und diskutiert (WALACH et al. 1995).

An dieser Stelle soll eine Zusammenfassung dieses Ergebnisses und gleichzeitig eine Erweiterung um diejenigen Untersuchungen vorgenommen werden, die bei der ersten Bestandsaufnahme unserer Aufmerksamkeit entgangen sind, oder die seither neu publiziert wurden. Wir haben versucht, eine nach

Möglichkeit vollständige Erfassung der vorhandenen Literatur vorzunehmen. Dabei stützten wir uns auf folgende Quellen:

- Eine Durchsicht der Jahrgänge von 1970–1992 folgender Zeitschriften:
  - Zeitschrift für physikalische Medizin, Balneologie, medizinische Klimatologie
  - Zeitschrift für Physiotherapie
  - Zeitschrift für physikalische Therapie
  - Physiotherapie
  - Krankengymnastik
  - Archives of Physical Medicine and Rehabilitation
  - American Journal of Physical Medicine and Rehabilitation
  - Physiotherapy
  - Physical Therapy
  - Scandinavian Journal of Rehabilitation Medicine (bis 1995).

Dabei war uns die Arbeit von WESTHOF (1990) eine große Hilfe, die bereits einen Teil dieser Zeitschriften gesichtet und über das Ergebnis berichtet hatte.

■ Eine Computerrecherche der Datenbanken MEDLINE (Index Medicus) und EMBASE (Excerpta medica) dieser Jahrgänge.

■ Kontakte zu Fachleuten.

■ Ausgiebiges Verfolgen der zitierten Literatur in anderen Arbeiten.

■ Kontinuierliche Sichtung des Complementary Medical Index der British Library seit 1992. (Dies ist eine Bibliographie komplementärmedizinischer und naturheilkundlicher Literatur.)

Wir hoffen, daß wir damit die relevante Literatur im wesentlichen erfaßt haben. Auf jeden Fall ist unseres Wissens kein umfassenderer Literaturüberblick vorhanden.

Die Literatur zu den physiologischen Effekten der Massage ist denkbar heterogen. Da sich die Arbeiten über einen weiten Zeitraum erstrecken – die frühesten von uns berücksichtigten Arbeiten stammen aus den 30er Jahren, die letzten sind noch ganz frisch – ist natürlich auch die wissenschaftliche Methodik sehr unterschiedlich. Allerdings wäre es ein Fehler zu glauben, daß die älteren Arbeiten unbrauchbar, weil methodisch schlechter sind. Beispielsweise ist die sorgfältige Untersuchungsreihe von Lampert (LAMPERT 1930, 1931a,b, LAM-

PERT & SCHELLENBERG 1931) ein Musterbeispiel für eine sorgfältige, faire und wohlkontrollierte Untersuchung der Massage aus früherer Zeit.

Wir haben uns aus diesen Gründen entschlossen, nicht einem modernistischen Trend zu folgen, der glauben machen will, daß erst durch die moderne, rigide Forschungsmethodik gültige Ergebnisse hervorgebracht werden können. Vielmehr ging es uns darum, alle mögliche Evidenz zunächst einmal bibliographisch zugänglich zu machen und darzustellen. In einem weiteren Schritt wäre es dann sinnvoll und notwendig, mit expliziten methodischen Kategorien die Literatur zur Massage noch sorgfältiger zu sichten, die Ergebnisse der einzelnen Studien je nach Fallzahl und methodischer Güte zu gewichten, und nach Möglichkeit mit Hilfe einer quantitativen Meta-Analyse auszuwerten. Da die Studien allerdings methodisch sehr unterschiedlich sind, mit unterschiedlichen Arten von Massage arbeiten, an sehr verschiedenen Probanden – Gesunden, Kranken, Sportlern, Alten – haben wir zunächst bewußt auf eine solche, notwendigerweise einschränkende, Auswahl und Darstellung der Ergebnisse verzichtet. Methodische Erkenntnisse aus der Psychotherapieforschung zeigen, daß eine sorgfältige methodische Bewertung von Studien in aller Regel einen Einfluß auf die vorgefundene Effektstärke einer Studie hat (MATT 1989).

Allerdings hat eine methodische Bewertung nur Sinn, wenn sie sehr sorgfältig und differenziert ausgeführt wird. Meistens ist für einen ersten Überblick das Erfassen jeglicher vorliegender Evidenz und deren globale Bewertung sinnvoller (SMITH et al. 1980). Die metaanalytische Methodik, die im Rahmen der Psychotherapieforschung zum ersten Mal weitere Kreise erfaßt hatte, ist zwar heute sehr differenziert. Und das einfache Abzählen positiver und negativer Forschungsergebnisse erscheint angesichts der komplexen quantitativen Modelle, die andernorts verwendet werden, antiquiert.

Diese Methode ist immer noch die Methode der Wahl, wenn man angesichts eines sehr weitgefächerten Forschungsfeldes einen ersten groben Überblick gewinnen will. Sie ist außerdem eine konservative Einschätzungsmethode, die vor allem dort, wo die vorliegenden oder zu erwartenden Effekte klein sind im Vergleich zu Kontrollen oder Nichtbehandlung, einen vorhandenen Effekt eher unter- als überschätzt (HEDGES & OLKIN 1985). Aus diesen Gründen scheint für einen solchen ersten Überblick die grobkörnige Methode einer einfachen Aufzählung von Effekten und deren Richtung diejenige der Wahl zu sein. Hier können dann zu einem späteren Zeitpunkt sorgfältigere Analysen ansetzen.

................................................................

## Die physiologischen Effekte der Massage

### Zusammenschau der Ergebnisse

Die Resultate unserer Recherche zeigt Tabelle 1 im Überblick. In ihr sind, in alphabetischer Reihenfolge, diejenigen Variablen aufgeführt, deren Veränderung unter Massage untersucht wurde. In drei großen Spalten ist das Ergebnis des Literaturüberblicks enthalten: Die erste Kolonne gibt an, bei welchen Studien keine deutlichen oder signifikanten Ergebnisse gefunden wurden. Wir hielten uns dabei an die Angaben der Autoren. In der zweiten Kolonne sind diejenigen Veränderungen erfaßt, die hauptsächlich in eine bestimmte Richtung weisen, während in der dritten Kolonne hierzu widersprüchliche Ergebnisse genannt werden. Man sieht in jeder Kolonne in der ersten Spalte, ob Gesunde, Kranke oder Alte Gegenstand der Untersuchung waren, sodann, welche Massagearten untersucht wurden. Dabei ist nur in grobe Kategorien differenziert.

Muskelmassage beispielsweise wurde häufig angewandt in einem Kontinuum von ganz genau spezifizierter kurzzeitiger Massage von wenigen Minuten bis hin zu weitgehend therapeutisch ungebundenen 30- bis 45minütigen Ganzkörpermassagen. Desgleichen verbirgt sich hinter dem unscheinbaren Kürzel »Gesunde« eine große Variationsbreite von ausgesuchten, durchtrainierten Athleten bis hin zu Gelegenheitsstichproben im Rahmen einer medizinischen Doktorarbeit. Außerdem wäre es bei einer Feinanalyse wichtig zu beachten, ob die Massage nach einer relevanten Belastung oder im Ruhezustand verabreicht wurde. Auch das haben wir vorläufig nicht differenziert, weil es uns weniger darum ging, die genaue Richtung einer Veränderung in einem physiologischen Bereich zu dokumentieren, als darzulegen, ob überhaupt Veränderungen festgestellt wurden.

Es wäre also falsch zu meinen, die Veränderung bei einer Variable sei nicht zureichend dokumentiert, weil in einem Variablenbereich widersprüchliche Ergebnisse vorliegen. Vielmehr bedeutet dies, daß in einer Variable bei unterschiedlichen Untersuchungen immer wieder Veränderungen festgestellt wurden, daß allerdings die Richtung der Veränderung offenbar von verschiedenen moderierenden Einflüssen abhängig ist, etwa von der Dauer der Massage, von ihrer Art und Anwendung und von den Personen, die massiert wurden. Ein gutes Beispiel für derartige differentielle Effekte, die leider bislang zu wenig Beachtung fanden, ist die Untersuchung von DUBROVSKY (1990). Er fand bei Athleten unter sanften Massagegriffen eine Steigerung des venösen Blutdrucks, unter heftigen Griffen dagegen eine Abnahme. Das gleiche zeigte sich bei der Mikrozir-

kulation. Dies scheint ein Hinweis darauf zu sein, daß Massagegriffe je nach Griffart unterschiedliche, teilweise gegenläufige Effekte auslösen können. In diesem Sinne ist die Tabelle vor allem so zu lesen, daß die erste Spalte, die keine wesentlichen Veränderungen berichtet, mit den beiden anderen Spalten zu vergleichen ist.

### Wirkung auf Muskeltonus

UEDA et al. (1993) berichteten über die schnellere Rückbildung einer narkotikainduzierten *Analgesie* bei gynäkologischen Eingriffen unter sanfter Bauchdecken- und Unterleibsmassage. Sie vermuten dafür einen reflexartigen Effekt der Massage, durch den die afferenten Nervenbahnen stimuliert werden. Dies ist ein interessanter Befund auf dem Hintergrund der vielleicht sorgfältigsten und am häufigsten reproduzierten Versuchsreihe zur Verringerung des *Hoffmann-Reflexes* (H-Reflexes) durch Massage (GOLDBERG et al. 1994, MORELLI et al. 1990, 1991, SULLIVAN et al. 1991, 1993). Bei diesem Versuchsaufbau, bei dem jede Person ihre eigene Kontrolle darstellt, wird der Wadenmuskel elektrisch gereizt und die Erregung des Alpha-Motoneurons abgeleitet. Die Autoren konnten wiederholt zeigen, daß nach einer kurzen Massage der H-Reflex als Index für die Alpha-Motoneuronerregung zurückgeht. Dies wiederum, so schließen die Autoren, sei ein deutlicher

*Massage: Physiol. Effekte*

Tabelle 1: Übersicht über experimentelle Studien zur Wirkung von Massage

| Parameter | Keine Veränderung | | | Veränderungen in eine bestimmte Richtung | | | | Gegenteilige Veränderung | | | |
|---|---|---|---|---|---|---|---|---|---|---|---|
| | Pers | Mass | Autoren | Pers | Mass | Erg | Autoren | Pers | Mass | Erg | Autoren |
| Akrale Wiedererwärmung | G | M/U | (13, 85) | G | U | < | (85) | | | | |
| Analgesie | | | | K | S | < | (123) | | | | |
| Angst | | | | G | M | < | (82) | | | | |
| Atemfrequenz | | | | G | M | < | (41) | G | M | > | (81) |
| Atemminutenvolumen | G | M/B | (51) | G | M | > | (29, 54) | | | | |
| Bewegungsspanne | | | | G | M/V | > | (6, 17, 94, 99, 130) | | | | |
| Blutdruck | G/A | M/B | (4, 11, 29, 42, 68, 104, 108, 120) | G/A | M/V/S | < | (37, 62, 70, 82) | G | M | <> | (5, 25, 27, 41, 79, 80, 112, 121) |
| Blutzirkulation | G | M/B | (31, 32, 97, 98, 108) | G/K | M/B V/U | > | (6, 27, 32-34, 48, 49, 52, 53, 52, 53, 57, 58, 63-65, 97, 101, 107, 111, 112, 124, 125) | G | M | < | (27, 109) |
| Blutzusammensetzung | G | M | (2) | | | | | G | M | <> | (2, 35, 36, 56, 62, 75, 104, 115, 120) |
| CO₂-Abgabe | | | | G | M/V | > | (28, 70, 81) | G | M | < | (41, 70) |
| Endorphine | G | M | (23) | K | B | > | (68) | | | | |

G=Gesunde; K=Kranke; A=Alte
M=Muskelmassage; B=Bindegewebsmassage; V=Vibrationsmassage; S=sanfte Massage; U=Unterwassermassage
<=Verringerung; >=Vergrößerung; <>=wechselnde Änderung

**5**

*Massage: Physiol. Effekte*

Tabelle 1 (Forts.): Übersicht über experimentelle Studien zur Wirkung von Massage

| Parameter | Keine Veränderung | | | Veränderungen in eine bestimmte Richtung | | | | Gegenteilige Veränderung | | | |
|---|---|---|---|---|---|---|---|---|---|---|---|
| | Pers | Mass | Autoren | Pers | Mass | Erg | Autoren | Pers | Mass | Erg | Autoren |
| EMG | G | B/S | (42, 84) | K/A/G | V/S/M | < | (7, 16, 82, 93, 105) | | | | |
| Erholungszeit | G | M/V | (14, 26, 60, 87) | G | M | > | (97) | G | M | < | (3) |
| Hauttemperatur | G | M/B/V | (5, 46, 64, 98, 100, 108) | G/A | M/V/B/S | > | (9, 16, 21, 22, 37, 44, 52, 53, 66, 69, 70, 74, 82, 93, 95, 110, 114, 124) | G | M | < | (25, 82, 112) |
| Hautwiderstand | G | B | (69) | G/K | M/B | > | (82, 84, 93) | | | | |
| Hormone | G | M/K | (1, 2) | K | M/K | < | (1, 38) | G | M | > | (115) |
| Hoffmann-Reflex | | | | G | M | < | (45, 88, 89, 118, 119) | | | | |
| Knochenatrophie | G | M | (72) | | | | | | | | |
| Kreatinin | | | | G | M | > | (2, 12) | G | M | < | (101, 115) |
| LDH | | | | G | M | > | (2, 12) | | | | |
| Leberenzyme | G | M | (26, 56, 60) | G | M | > | (2, 12, 56) | G | M | < | (101, 115) |
| Lungenventilation | | | | G | M | > | (27) | | | | |
| Milchsäure | G | M | (11) | G | M | > | (91, 92) | | | | |
| Muskelbelastung | | | | G | M | > | (101, 115) | | | | |
| Muskelkater | G | M | (128) | | | | | | | | |
| Muskelkraft | G | M | (24, 26, 50, 71, 128) | G | M | > | (4, 86, 101, 130) | | | | |

*Massage: Physiol. Effekte*

| Parameter | G | M | | Lit. | G | M | | Lit. | G | M | | Lit. |
|---|---|---|---|---|---|---|---|---|---|---|---|---|
| Muskeltonus | | | | | G | M | > | (7) | G | M | < | (94) |
| Myoglobin | | | | | K | M | > | (19, 20) | G | M/V | < | (7, 16, 101) |
| Natrium-Hyppurat-Clearance | | | | | G | M/V | > | (62, 102) | | | | |
| O₂-Aufnahme | G | M | | (10, 11, 40, 51, 73, 79, 87, 106, 120) | G | M/V | > | (16, 28, 29, 78, 81) | | | | |
| Puls | G | M/B/V | | (4, 10, 11, 41, 54, 100, 120) | G/K | B/M | < | (8, 30, 37, 40, 54, 62, 70, 76, 82, 84, 99, 108, 111, 112, 117) | G/K/A | M/B/S | > | (5, 8, 25, 40, 48, 76, 79, 80, 82, 117) |
| Stimmung | | | | | G | M | > | (35, 43, 47, 82, 99, 103, 113, 122, 127, 132) | | | | |
| Urinausscheidung | G | M | | (60) | G | M | > | (15, 18, 61, 79) | | | | |
| Urin-pH | G | M | | (15) | G | M | > | (41) | | | | |
| Urinzusammensetzung | G | M | | (15, 60) | | | | | | | | |
| Vasointestinales Polypeptid (VIP) | G | B | | (67) | | | | | | | | |

G=Gesunde; K=Kranke; A=Alte
M=Muskelmassage; B=Bindegewebsmassage; V=Vibrationsmassage; S=sanfte Massage; U=Unterwassermassage
<=Verringerung; >=Vergrößerung; <>=wechselnde Änderung

Hinweis auf die reflexartige Wirkung der Massage. Diese beiden Befunde sind die ersten klaren empirischen Hinweise darauf, daß die oft behauptete reflektorische Wirkung der Massage, derzufolge die Massage nicht nur lokal, sondern über reflektorische Nervenbahnen zentralnervös und distal Wirkungen ausübe, tatsächlich vorhanden sein könnte.

Die Untersuchungen, welche die *entspannenden Effekte* der Massage zum Gegenstand hatten, machen ein weiteres Problem deutlich: die Ausgangswertabhängigkeit der Massage. BLÜMEL (1988) konnte generell eine Tonuserhöhung der Muskulatur zeigen. Allerdings war bei Personen mit hohem Ausgangstonus eine Erniedrigung festzustellen, bei Personen mit niedrigem Ruhetonus eher eine Erhöhung. Bereits WILDER (1957) hatte darauf hingewiesen, daß der selbe physiologische Stimulus auf einen Organismus gegenteilige Effekte haben kann, je nach dem Ausgangsniveau, auf das er trifft. Insofern muß es uns nicht wundern, wenn wir, gerade was die Untersuchungen zum Muskeltonus, aber auch zu anderen physiologischen Bereichen angeht, gegenteilige Ergebnisse erhalten, je nachdem, welche Art von Massage bei welchen Probanden angewandt wurde.

Die vorliegenden Untersuchungen zur Veränderung der *Bewegungsspanne* kommen alle zu dem Ergebnis, daß Massage die Bewegungsspanne vergrößert, gemessen in unterschiedlichen Bereichen. Dies deutet darauf hin, daß durch Massage der Tonus der Haltemuskulatur reduziert werden kann. Allerdings zeigen die Ergebnisse von WIKTORSSON-MÖLLER et al. (1983) auch, daß der Effekt der Massage in diesem Bereich anderen Verfahren, wie etwa Dehnungs- oder Aufwärmübungen, unterlegen ist.

Auch die direkten Messungen des Muskeltonus anhand der *Elektromyographie* zeigen meistens eine Verringerung des Muskelaktionspotentials und damit eine Detonisierung an. Die Studien, die keinen Effekt aufwiesen, untersuchten entweder sanfte Rückenmassage bei bettlägerigen Alten anhand einer sehr kleinen Probandenzahl (FRASER & KERR 1993), oder hatten die Bindegewebsmassage (BGM) zum Gegenstand (McKECHNIE et al. 1983). Dies macht die widersprüchlichen Ergebnisse verständlich. Die Veränderungen des Myoglobinspiegels als Marker der Muskelaktivität sind ebenfalls dokumentiert, aber widersprüchlich. Dieser Widerspruch läßt sich klären, wenn man bedenkt, daß DANNESKIOLD-SAMSOE et al. (1982, 1986) mit Fibromyalgiepatientinnen arbeiteten und eine Erhöhung des Myoglobinspiegels fanden, was eine Verstärkung des Muskelstoffwechsels andeutet. Hingegen wurden die anderen Untersuchungen alle an Gesunden durchgeführt und konnten eine Erniedrigung dokumentieren. Mit diesen Untersuchungen dürfte eine detonisierende Wirkung der Massage auf die Muskulatur wahrscheinlich gemacht sein.

**Wirkung auf Haut- und Muskeldurchblutung und -temperatur**

Die *Wiedererwärmung der Akren* nach einem Kälteschock diente in früheren Untersuchungen dazu, die angebliche durchblutungssteigernde Wirkung der Massage zu dokumentieren. Während BRANDT (1968) keine Effekte mit der Muskelmassage dokumentieren konnte, fanden MEFFERT et al. (1975) bei Unterwassermassage Effekte an Kranken, nicht aber an Gesunden.

Die Wirkung der Massage auf die *Haut- und Muskeldurchblutung,* sowie auf *Haut- und Muskeltemperatur* als Folge der Durchblutungsänderung sind bislang wohl am häufigsten Gegenstand der Untersuchung gewesen. Fünf Untersuchungen konnten keine Veränderung der *Durchblutung* finden. Eine dieser Studien hatte die Durchblutung bei bettlägerigen Patienten mit Decubitus-Problemen zum Gegenstand (EK et al. 1989) und eine Untersuchung befaßte sich mit Bindegewebsmassage (BGM) (SCHÖPS et al. 1987). Die anderen drei Studien (EBEL & WISHAM 1952, PAP 1931, PRUSKI 1985) konnten keine durchblutungssteigernden Effekte der Massage nachweisen.

Diesen fünf Studien stehen 20 andere gegenüber, die einen Einfluß auf die Durchblutung fanden. Besonders interessant ist die Studie von DUBROVSKY (1990), der, wie bereits erwähnt, unterschiedliche Effekte fand: Während sanfte Massagegriffe die Mikrozirkulation erhöhten, wurde sie durch tonisierende Griffe verringert. Dubrovsky interpretiert dies als differentiellen Effekt, je nachdem, ob Massage auf Entspannung oder Leistung ziele. Insgesamt jedoch demonstrieren die meisten Studien einen durchblutungssteigernden Effekt der Massage, den wir als gut gesichert annehmen können.

Da die Hauttemperatur eng mit der Durchblutung zusammenhängt, ist hier die Ergebnislage ähnlich: Sieben Studien konnten keine Effekte der Massage auf die *Hauttemperatur* belegen. Davon untersuchten nur zwei (BARR & TASLITZ 1970, HAACK 1972) die klassische Massage. Die anderen fünf negativen Untersuchungen (HORSTKOTTE et al. 1967, PRUSKI 1985, REED & HELD 1988, SCHOPS et al. 1987) hatten vor allem die BGM zum Gegenstand. Da die lokale Hauttemperatur nicht unbedingt ein guter Indikator für die postulierte reflektorische Wirksamkeit der BGM ist, sind diese Arbeiten nicht von großer Bedeutung. Drei Studien dokumentierten eine Verringerung der Hauttemperatur: DIEBALL-KISNER & TASLITZ (1986) nach

BGM, SEVERINI & VENERANDO (1967a) bei Athleten, LONGWORTH (1982) nach sanfter Rückenmassage. Die übrigen 20 Arbeiten belegen bei unterschiedlichen Massagearten, vor allem bei Muskel- und Vibrationsmassage einen Anstieg der Hauttemperatur. Diese dürfen wir somit als einigermaßen gut belegt akzeptieren.

### Weitere Kreislaufwirkungen

Die Wirkung der Massage auf den Kreislauf wurde oft behauptet und ebensohäufig untersucht. Allerdings ist hier die Befundlage weniger klar. Wie ein Blick auf die Tabelle lehrt, zeigen insgesamt acht Studien über die Veränderung der Pulsrate, darunter einige sehr gut kontrollierte (BOONE et al. 1991, BOONE & COOPER 1995), keinerlei Einfluß der Massage auf den *Puls*, während 15 Studien eine Verringerung und zehn Studien eine Vergrößerung der Puls- bzw. Herzfrequenz belegen. Damit können wir davon ausgehen, daß Massage vermutlich einen Einfluß auf die Puls- und Herzfrequenz nimmt, allerdings ist der Effekt verschieden, je nach der Ausgangslage, der Art der Massage und nach dem Zeitpunkt der Massage, etwa vor oder nach Belastung, oder auf den ruhenden Organismus. Dieses Gebiet wäre sicherlich gut für tiefergehende Analysen geeignet.

Ein ähnliches Bild bietet sich, wenn wir andere Herzkreislaufparameter betrachten: Der *Blutdruck* verändert sich unter Massage in zwölf Studien, in sieben Studien bleibt er unverändert. Allerdings sind die Veränderungen nicht einsinnig, sondern hängen von der Art der Massage und der Ausgangslage ab. Auch der Trainingszustand der Personen und vorherige Belastung spielen dabei eine Rolle. Interessant ist in diesem Zusammenhang die Untersuchung von LAMPERT & SCHELLENBERG (1931b), die anhand verschiedener Bedingungen zeigen konnten, daß die Blutdruckänderung durch Massage davon abhängt, ob der Organismus vorher belastet war oder nicht.

Die Untersuchungen zu $CO_2$-*Abgabe* und $O_2$-*Verbrauch* oder -*Aufnahme* ergeben ein ähnliches Bild: Neun Studien konnten keine Veränderung im Sauerstoffverbrauch nachweisen, sieben fanden eine Zunahme. Die Angaben zur Kohlendioxid-Abgabe sind widersprüchlich. Die Befunde legen nahe, daß die Veränderungen vor allem kurzzeitige Reflexe der passiven Bewegung durch die Massage darstellen und nicht wesentlich zur Wirkung beitragen. Bereits die früheren Autoren wie LAMPERT & SCHELLENBERG (1931) oder HERXHEIMER & KOST (1927) vermuteten aufgrund ihrer Untersuchungen, daß die entmüdende Wirkung der Massage nicht auf oxidativem Weg zustandekäme.

Daß also die Massage in irgendeiner Form auf den Kreislauf einwirkt, dürfte mit diesen Untersuchungen belegt sein.

Allerdings darf man drei Dinge nicht übersehen: Sehr gut kontrollierte neuere Studien stützen diese Ansicht nicht. Die Veränderungen sind oft nur kurzfristig und werden häufig als Reaktion auf die passive Bewegung gedeutet. Die Veränderungen sind unterschiedlicher Natur, je nach der experimentellen Situation. Ob man also die Herzkreislaufwirkung der Massage für mögliche klinische Veränderungen verantwortlich machen darf, erscheint auf dem Hintergrund dieser Ergebnisse fraglich.

**Wirkungen auf Harn und Blut**

Vor allem die älteren Arbeiten untersuchten die Wirkung der Massage auf *Diurese, Urin-pH-Wert* und *-Zusammensetzung*. Fast alle berichteten von einer Diuresesteigerung, während die Ergebnisse zu einer pH-Wert-Änderung in Abhängigkeit von der Massage widersprüchlich sind. Die Harnzusammensetzung wird offensichtlich nicht wesentlich durch Massage beeinflußt. Diese Ergebnisse haben, zusammen mit den Befunden über den respiratorischen Gasaustausch dazu geführt, daß man der Massage keine starke Stoffwechselwirkung zuschreibt.

Fast alle Untersuchungen, die Veränderungen des differentiellen Blutbildes zum Gegenstand ihrer Untersuchung hatten, konnten von Veränderungen berichten. Allerdings sind die Veränderungen nicht einfach zu interpretieren, da je

nach Massage und betrachtetem Parameter, und vermutlich auch in Abhängigkeit des gewählten Nachweisverfahrens die *Blutbildänderungen* sehr unterschiedlich ausfallen. Es wird bei allen gewählten Variablen über Zunahme-, Abnahme oder keine Veränderung berichtet. Genauere Informationen finden sich in unserer Zusammenstellung (WALACH et al. 1995, S. 98ff). Erwähnenswert erscheint in diesem Zusammenhang eine Serie von Untersuchungen zum Hämatokritwert, der Auskunft gibt über die zellulären Bestandteile im Blut. Während ARKKO et al. (1983) keine Veränderung fanden, konnten die anderen Untersuchungen (ERNST et al. 1986, 1987; HEINING 1969) einen Abfall des Hämatokritwertes belegen, jedoch nur bei klassischer Massage, nicht bei Vibrationsmassage (ERNST et al. 1986). Bei Kranken treten die Veränderungen mit Verzögerung ein (ERNST et al. 1987).

ROTH et al. (1973) konnten zeigen, daß durch Massage unterschiedlicher Intensität eine deutliche, intensitätsabhängige Steigerung des Abtransportes diffundibler Substanzen (operationalisiert mittels radioaktiv markiertem Natrium-Hyppurat) bewirkt wird. Dieses Ergebnis könnte darauf hinweisen, daß die Effekte, die für eine Massagewirkung verantwortlich sind, weniger in den grobkörnigen physiologischen Mechanismen zu suchen sind, wie sie von Massagelehrbüchern und älteren Untersuchun-

gen betont werden, sondern in eher sub-
tileren Prozessen auf zellulärer oder hor-
monaler Ebene. Allerdings konnten bislang vermutete Mechanismen wie eine
Erhöhung des β-Endorphins oder des
vasoaktiven intestinalen Polipeptids
nicht nachgewiesen werden (KAADA &
TORSTEINBO 1987, DAY et al. 1987). En-
dorphine zeigten sich bislang nur unter
BGM verändert (KAADA & TORSTEINBO
1989), was wiederum auf eine möglicherweise komplexe Vermittlung reflek-
torischer Antworten auf die Massage
hinweist.

### Wirkung auf Enzyme, Hormone und Stimmung

Die Leberenzyme (ARKKO et al. 1983,
HEINING 1969, BORK et al. 1971) und
Hormonspiegel, vor allem Kortisol
(ACOLET et al. 1993, ARKKO et al. 1983,
FIELD et al. 1992), fanden sich in verschiedenen Untersuchungen deutlich
verändert. Die Veränderungen bei den
*Leberenzymen* (vgl. WALACH et al. 1995,
S. 98ff.) sind inkonsistent und lassen
kein eindeutig interpretierbares Muster
erkennen, außer daß Massage verschiedene stoffwechselassoziierte Enzymsysteme
aktiviert und moderiert.

Bei Frühgeborenen, bei denen taktile Stimulation ja mit Vorteil angewandt
wird (OTTENBACHER et al. 1987), hatte
sich gezeigt, daß taktile Stimulation zwar
nicht die Kalorienaufnahme beeinflußt,
aber die Gewichtszunahme, also die Ver-

wertung der Nahrung (FIELD et al.
1986). ACOLET et al. (1993) konnten
nun belegen, daß bei Frühgeborenen vor
allem der *Kortisolspiegel* durch die Massage sinkt, während die Katecholamine
unregelmäßige Veränderungen zeigten.
Dies deutet auf eine Hemmung der hor-
monal vermittelten, zentralen Aktivierung hin und ist ein physiologischer
Marker für den entspannenden Effekt
der Massage.

Dieser äußert sich in Wohlbefinden,
Angstreduktion und allgemeiner Verbesserung der Stimmung. Schließlich haben
diejenigen Untersuchungen, die sich mit
dieser Frage befaßt hatten, alle gezeigt,
daß sich durch die Massage im allgemeinen die *Stimmung* verbessern läßt (siehe
auch Kapitel 05.02 Teil 2).

### Wirkung auf Muskelarbeit, -erholung und -leistung

MÜLLER (1961) und MÜLLER & ESCH
(1966) konnten in ihren Untersuchungen eine Verbesserung der *Muskelleistung*
bei wiederholter Anstrengung feststellen,
wenn in der Zwischenzeit Massage statt
Ruhe angewandt wurde. Vier der insgesamt neun weiteren Untersuchungen, die
zur Kraftsteigerung durch vorbereitende
oder entmüdende Massage durchgeführt
wurden, zeigten Verbesserungen der Leistung durch Massage. Allerdings kamen
andere, wohlkontrollierte Studien (DE
VRIES 1959, DREWS 1992, HARMER
1991, KARPOVICH & HALE 1956, WENOS

et al. 1990) zu dem Schluß, Massage hätte keinen Einfluß auf die nachfolgende Leistung. Während die Studie von DE VRIES (1959) dahingehend kritisierbar ist, daß Massage hier nicht von Fachleuten angewandt wurde, sondern von Sportlern gegenseitig, können die beiden anderen negativen Ergebnisse nicht wegerklärt werden. Die moderierenden Variablen sind derzeit nicht bekannt. BOONE & COOPER (1995) vermuten, auch aufgrund der geringen Effekte, die sie selber gefunden hatten (BOONE et al. 1991), daß das Augenmerk vielleicht eher auf psychologische Variablen, denn auf physiologische gelegt werden sollte, um die Wirksamkeit und Beliebtheit der Massage im Bereich des Sports zu verstehen.

Physiologische Parameter spielen eine Rolle, wenngleich vielleicht nicht so eindeutig, wie man sich das wünschen würde. Zwei der drei Studien zur Beeinflussung des experimentellen *Muskelkaters* kamen zu dem Ergebnis, daß die Entwicklung des Muskelkaters durch Massage gebremst wird (RODENBURG et al. 1994, SMITH et al. 1994), während WENOS et al. (1990) keinen Effekt fanden. Der Widerspruch könnte durch den unterschiedlichen Abstand der Massage zur Belastung erklärt werden: Während WENOS et al. (1990) unmittelbar nach der Belastung Massage anwandten, ließen SMITH et al. (1994) zwei Stunden Zeit zwischen Belastung und Beginn der

Massage verstreichen und fanden einen sehr signifikanten Effekt der Massage. Diese Untersuchung macht deutlich, wie bedeutsam oft relativ geringe Unterschiede in der Durchführung der Behandlung sein können.

.......................................................

## Ausblick

Massage hat zweifellos physiologisch greifbare Effekte, vor allem im Bereich der Tonussenkung der Muskulatur, bei der Steigerung der lokalen Durchblutung, aber auch reflektorische Effekte, die womöglich zentralnervös vermittelt sind. Vor allem die Senkung des Kortisolspiegels ist belegt, aber auch Einfluß auf andere hormonelle Systeme, wiewohl noch zuwenig untersucht. Die Stimmung steigt nach Massage im allgemeinen, was auf den generell entspannenden bzw. wohltonisierenden Charakter der Massage hinweisen dürfte. Der Einfluß auf Herzkreislauf- und Stoffwechselparameter wie Blutdruck, Pulsfrequenz, Sauerstoffaufnahme und Kohlendioxidabgabe ist belegt, jedoch sind die Ergebnisse widersprüchlich.

Aus diesem Grund kann man auch über die Wirkung der Massage auf das differentielle Blutbild und Serumenzyme keine klaren Aussagen machen, außer, daß sich diese Parameter in vielen Untersuchungen verändert zeigen, in vielen anderen aber wiederum nicht. Die Leistungssteigerung der Massage ist gerade auch in neueren Untersuchungen gut belegt. Man darf aber auch nicht die gegenteiligen Ergebnisse übersehen.

So zeigt sich gerade an dieser Übersicht eine gewisse Janusköpfigkeit: Zwar liegen Veränderungen in vielen physiologischen Bereichen vor, die sich nicht ignorieren lassen. Aber die Veränderungen sind nicht so gut belegt, oder weisen nicht in eine derart eindeutige Richtung, wie man das aufgrund von Lehrbuchangaben erwarten würde.

Daraus kann man eigentlich nur einen Schluß ziehen: Die physiologischen Effekte der Massage sind komplex vermittelt. Sie unterliegen, wie alle physiologischen Prozesse dem Ausgangswertgesetz, was in der bisherigen Forschung leider viel zu wenig berücksichtigt wurde. Die Art und Dauer der Massage ist von großer Bedeutung, genauso wie die Probanden, an denen eine Studie ausgeführt wurde. Es ist eigentlich einleuchtend, daß gut trainierte Athleten möglicherweise gar nicht oder nur mit einer geringen Aktivierung reagieren, wo Normalpersonen oder Kranke deutliche Reaktionen zeigen und umgekehrt. Ob die Widersprüchlichkeit der Ergebnisse in der Sache selbst begründet liegt oder ob unterschiedliche Methoden der Massage und verschiedene Studienansätze für diese Variabilität der Ergebnisse verantwortlich sind, läßt sich ohne genauere Analyse nicht sagen.

Es könnte durchaus sein, daß die Streubreite der Befunde auch in der Massage selber begründet ist. Wir gehen normalerweise von einer relativ mechanistischen Betrachtung der Massage aus und lassen alle anderen Aspekte, vor allem die psychologischen, außer acht (siehe Kapitel 05.02 Teil 2). Womöglich legen die hier referierten Befunde aber nahe, daß Massage eben gerade nicht ein einfaches physiologisches Reflexsystem ist. Physiologische Effekte spielen sicherlich eine wichtige Rolle. Aber sie können nicht allein für die Beliebtheit und mögliche klinische Wirksamkeit verantwortlich sein, sonst würde man eine eindeutigere Befundlage erwarten.

Es ist außerdem wahrscheinlich, daß die öfter bemangelte methodische Qualität der Massagestudien an der Widersprüchlichkeit der Ergebnisse Anteil hat. Denn viele der hier referierten Studien halten einer harten Methodenkritik nicht stand. Viele Studien haben lediglich vorher-nachher Meßprotokolle verwendet, viele allerdings auch intraindividuelle Kontrollen. Die wenigsten Studien waren auf subtilere Art verblindet, um eine mögliche Erwartungshaltung von Therapeut und Patient experimentell zu kontrollieren. Allerdings wäre es zu einfach, von einer linearen Beziehung auszugehen: je besser kontrolliert, desto geringer der Effekt.

Eine der wenigen plazebokontrollierten Studien – die Kontrolle bestand in einem Apparat, der einen hochfrequenten Ton abgab und den Probanden als elektrische Massage vorgestellt wurde – fand eine klare Überlegenheit der Massage gegenüber dieser Plazebokontrolle in der anschließenden Sprungleistung (MERLINO 1959). Und die vielleicht am sorgfältigsten ausgeführten Kontrollen der Studien von MORELLI et al. (1990, 1991) zur Veränderung der H-Reflex-Amplitude konnten immer wieder die gleichen Effekte replizieren. Allerdings fällt auf, daß Studien von Autoren, die in Ton und Haltung gegenüber der Massage eher skeptisch wirken, häufiger negative oder unbedeutende Ergebnisse berichten, als die Studien von Massagebefürwortern. Es ist ein allgemeines Phänomen wissenschaftlicher Forschung und menschlicher Wahrnehmung, daß wir dazu neigen, das zu sehen, wahrzunehmen und wiederzufinden, was wir kennen und erwarten. Die Massageforschung ist von diesem Phänomen nicht weniger verschont als unser ganz normales Alltagsleben oder andere, methodisch hochstehende Forschungsgebiete. Das methodische Problem der Massageforschung allerdings ist es, diese Effekte zu kontrollieren. Da eine Plazebokontrolle für Massage schwer durchführbar ist, bleibt vermutlich nur eine sorgfältige Analyse der begleitenden Umstände einer Studie und eine Einbeziehung moderierender Variablen in die Beurteilung von Ergebnissen.

Um solche Faktoren besser kennenzulernen und die vorliegenden Befunde auf diesem Hintergrund bewerten zu können, würde sich folgende Strategie anbieten: Man führt auf Variablenbereiche bezogen sorgfältige, quantitative Metaanalysen durch. In diese Analysen gehen wichtige methodische Studienmerkmale, sowie Informationen über Hintergründe und Begleitumstände mit ein. Aufgrund von Regressionsmodellen wird der Einfluß bestimmter Studienmerkmale auf die gefundenen Effektstärken bestimmt. Zukünftige Studien sollten versuchen, möglichst fair die eigene Haltung zu kennzeichnen, damit eine mögliche Beeinflussung der Ergebnisse durch Erwartungen des Studienleiters oder Auftraggebers bestimmbar wird.

Diese Übersicht zeigt uns, daß wir eigentlich erst am Anfang der experimentellen Forschung stehen. Es wird Aufgabe der zukünftigen Forschung sein zu bestimmen, unter welchen Umständen die belegten physiologischen Effekte der Massage sichtbar werden. Sie wird zeigen müssen, wie unabhängig von Situationen und psychologischen Einflüssen physiologische Massagewirkungen sind, und welche Variablen diese Wirkungen moderieren. Ich vermute, daß sich hier, wie in fast allen Bereichen der Medizin und Psychologie zeigen wird, daß stabile, invariante Effekte die Ausnahme sind. Die bereits jetzt sichtbare

Variabilität der Ergebnisse deutet in diese Richtung.

Die drei großen Bereiche, die es zu untersuchen gilt, um diese Variabilität aufzuklären, sind die Art und Applikation der Massage, die Erwartung und Einstellung der Patienten und Behandler, und nicht zuletzt die Erwartung und Einstellung der Untersucher. Massage bewirkt verschiedene physiologische Veränderung. Die Frage ist, ob diese Veränderungen die klinischen Effekte der Massage erklären können.

## Literatur

*Die Ziffer in eckiger Klammer am Schluß der Literaturangabe entspricht der Nennung in Tabelle 1.*

ACOLET, D., MODI, N., GIANNAKOULOPOULOS, X., BOND, C. & WEG, W. E.: *Changes in plasma cortisol and catecholamine concentrations in response to massage in preterm infants. Archives of Disease in Childhood* 68: pp. 29–31, 1993. [1]

ARKKO, P. J., PAKARINEN, A. J. & KARI-KOSKINEN, O.: *Effects of whole body massage on serum protein, electrolyte and hormone conentrations, enzyme activities and hematological parameters. International Journal of Sports Medicine* 4: pp. 265–267, 1983. [2]

ASK, N., OXELBECK, U., LUNDEBERG, T. & TESCH, P. A.: *The influence of massage on quadriceps funtion after exhaustive exercise. Medicine and Science in Sports and Exercise* 19 Suppl.: S3, 1987. [3]

BALKE, B., ANTHONY, J. & WYATT, F.: *The effects of massage treatment on exercise fatigue. Clinical Sports Medicine* 1: pp. 189–196, 1989. [4]

BARR, J. S. & TASLITZ, N.: *The influence of back massage on autonomic functions. Physical Therapy* 50: pp. 1679–1691, 1970. [5]

BELL, A. J.: *Massage and the physiotherapist. Physiotherapy* 50: pp. 406–408, 1964. [6]

BLUMEL, E. W.: *Massagewirkungen auf den Muskeltonus – Messung mit Hilfe von integrierter Oberflächenelektromyographie. München: Diss. med., 1988.* [7]

BOCHOW, A.: *Der Einfluß von Bein- und Rückenmassagen (Sportmassagen) auf die Herzfunktion nach körperlicher Arbeit. Hamburg: Diss., med., 1970.* [8]

BOJAHR, B. & DANZ, J.: *Einfluß einer abgestuften Allgemeinmassage auf Hauttemperatur und Empfinden. Zeitschrift für Physiotherapie* 43: pp. 245–250, 1991. [9]

BOONE, T. & COOPER, R.: *The effect of massage on oxygen consumption at rest. American Journal of Chinese Medicine* 23: pp. 37–41, 1995. [10]

BOONE, T., COOPER, R. & THOMPSON, W. R.: *A physiologic evaluation of the sports massage. Athletic Training* 26: pp. 51–54, 1991. [11]

BORK, K., KORTING, G. W. & FAUST, G.: *Das Verhalten einiger Serumenzyme nach Ganzkörper-Muskelmassage. Archiv für dermatologische Forschung* 240: pp. 342–438, 1971. [12]

BRANDT, G.: *Vergleichende Untersuchungen der Fußdurchblutung mit dem Wiedererwärmungstest und der Venenverschlußplethysmographie. Hamburg: Diss. med., 1968.* [13]

CAFARELLI, E., SIM, J., CAROLAN, B. & LIEBESMAN, J.: *Vibratory massage and short-term recovery from muscular fatigue. International Journal of Sports Medicine* 11: pp. 474–478, 1990. [14]

Massage: Physiol. Effekte

CAJORI, F. A., CROUTER; C. Y. & PEMBERTON, R.: *The physiologic effect of massage. Archives of Internal Medicine* 39: *pp. 281–285, 1927.* [15]

CLAUSSEN, U.: *Technische Möglichkeiten zur Messung der physiologischen Wirkung der Massage. Mitteilung Institut für Konstruktionstechnik der Universität der Bundeswehr, München 3/87, 1987.* [16]

CROSMAN, J. L., CHATEAUVERT, S. R. & WEISBERG, J.: *The effects of massage to the hamstring muscles group on range of motion. Journal of Orthopaedic and Sports Physical Therapy* 6: *pp. 168–172, 1984.* [17]

CUTHBERSON, D. P.: *The effects of massage on metabolism. Glasgow Medical Journal* 120: *pp. 200–213, 1933.* [18]

DANNESKIOLD-SAMSOE, B., CHRISTIANSEN, E. & ANDERSEN, R. B.: *Myofascial pain and the role of myoglobin. Scandinavian Journal of Rheumatology* 15: *pp. 174–178, 1986.* [19]

DANNESKIOLD-SAMSOE, B., CHRISTIANSEN, E., LUND, B. & ANDERSEN, R. B.: *Regional muscle tension and pain (»fibrositis«). Effect of massage on myoglobin in plasma. Scandinavian Journal of Rehabilitation Medicine* 15: *pp. 17–20, 1982.* [20]

DANZ, J., CALLIES, R. & HRDINA, A.: *Einfluß einer abgestuften Vakuumsaugmassage auf die Hauttemperatur. Zeitschrift für Physiotherapie* 33: *pp. 85–92, 1981.* [21]

DANZ, J., CALLIES, R. & MANTHEY, J.: *Thermometrische Differenzierung unterschiedlicher Intensitäts- und Zeitstufen einer apparativen Vibrationsmassage. Zeitschrift für Physiotherapie* 38: *pp. 33–36, 1986.* [22]

DAY, J. A., MASON, R. R. & CHESROWN, S. E.: *Effect of massage on serum level of β-endorphin and β-lipotropin in healthy adults. Physical Therapy* 67: *pp. 926–930, 1987.* [23]

DE VRIES, H. A.: *Effects of various warm-up procedures on 100 yard times of competitive swimmers. Research Quarterly* 30: *pp. 11–20, 1959.* [24]

DIEBALL-KISNER, C. & TASLITZ, N.: *Connective tissue massage: influence of the introductory treatment on autonomic functions. Physical Therapy* 48: *pp. 107–119, 1986.* [25]

DREWS, T. H.: *The Effects of Post-Event Massage Therapy on Multistage Ultraendurance Cycling. Old Dominion University: M.S.Thesis, 1992.* [26]

DUBROVSKY, V. I.: *The effect of massage on athletes' cardiorespiratory systems (clinico-physiological research). Soviet Sports Review* 25: *pp. 36–38, 1990.* [27]

DUMRESE, C.: *Die Wirkung der Massage auf Sauerstoffverbrauch und Kohlensäureabgabe. Hamburg: Diss. med., 1966.* [28]

DUMRESE, G.: *Untersuchungen zur Kreislaufwirkung der Bindegewebsmassage. Hamburg: Diss. med., 1972.* [29]

DUMRESE, J.: *Untersuchungen zur Kreislaufwirkung der Muskelmassage. Hamburg: Diss. med., 1968.* [30]

EBEL, A. & WISHAM, L.: *Effects of massage on muscle temperature and radiosodium clearence. Archives of Physical Medicine* 33: *pp. 399–405, 1952.* [31]

EK, A.-C., GUSTAVSON, G. & LEWIS, D. H.: *The local skin blood flow in areas at risk for pressure sores treated with massage. Scandinavian Journal of Rehabilitation* 17: pp. 81–86, 1989. [32]

ENGEL, P.: *Experimentelle Ergebnisse zur Mechanotherapie. Therapiewoche* 36: pp. 2139–2152, 1986. [33]

ENGEL, P. & GERBERSDORF, M.: *Frequenzabhängigkeit der Wirkung elektro-maschineller Vibrationsmassagen auf die Gewebsdurchblutung. Zeitschrift für Physikalische Medizin, Balneologie und Medizinische Klimatologie* 14: p. 301, 1985. [34]

ERNST, E., MATRA, A., MAGYAROSY, I., LIEBERMEISTER, R. G. A., ECK, M. & BREU, M. C.: *Massages cause changes in blood fluidity. Physiotherapy* 73: pp. 43–45, 1987. [35]

ERNST, E., MATRAI, A. & MAGYAROSI, I.: *Differente hämorheologische Antworten auf mechanische Reize – maschinelle Vibration und manuelle Massage. Zeitschrift für Physikalische Medizin, Balneologie und Medizinische Klimatologie* 15: pp. 408–410, 1986. [36]

FAKOURI, C. & JONES, P.: *Slow stroke back rub. Journal of Gerontological Nursing* 13: pp. 32–35, 1987. [37]

FIELD, T., MORROW, C., VALDEON, C., LARSON, S., KUHN, C. & SCHANBERG, S.: *Massage reduces anxiety in child and adolescent psychiatric patients. Journal of the American Academy of Child and Adolescent Psychiatry* 31: pp. 125–131, 1992. [38]

FIELD, T. M., SCHANBERG, S., SCAFIDI, F., BAUER, C. & VEGA-LAHR, N. E.: *Tactile/kinesthetic stimulation effects on preterm neonates. Pediatrics* 77: pp. 654–658, 1986. [39]

FIGGE, A.: *Vergleichende Untersuchungen über die Beeinflussung von Kreislauf- und Stoffwechselparametern durch Luftsprudelbäder und manuelle Ganzkörpermassage. Marburg: Diss. med., 1986.* [40]

FLEISCHNER, G.: *Veränderungen im Säure-Basen-Gleichgewicht des Blutes durch die atmungsaktive Massage bei Leistungssportlern. München: Diss. med., 1970.* [41]

FRASER, J. & KERR, J. R.: *Psychophysiological effects of back massage on elderly institutionalized patients. Journal of Advanced Nursing* 18: pp. 238–245, 1993. [42]

FUCHS, R.: *Die Veränderung der Stimmung während eines Trainingslehrgangs von Schwimmern in Abhängigkeit von der Zeit und der Massagebehandlung. München: TU Zulassungsarbeit, Sportpsychologie, 1981.* [43]

GJORUP, L.: *Investigation on temperature and heat dispersion in normal and fibrositic musculature before and after treatment with massage, shortwave and cold pack. Proceedings of the 2nd International Congress of Physical Medicine, Copenhagen: p. 146, 1956. auch Ugeskrift foe Laeger* 118: pp. 1457–1459, 1956. [44]

GOLDBERG, J., SEABORNE, D. E., SULLIVAN, S. J. & LEDUC, B. E.: *The effect of therapeutic massage on H-reflex amplitude in persons with a spinal cord injury. Physical Therapy* 74: pp. 728–737, 1994. [45]

HAACK, U.: *Untersuchungen über den Einfluß von Muskel- und Bindegewebsmassagen auf die Hautdurchblutung der Füße. München: Diss. med., 1972.* [46]

HABERZETTL, A. & KEMMERICH, D.: *Phantasien und Assoziationen psychosomatisch erkrankter Patient/innen über die Wirkung balneophysikalischer Anwendungen. Zeitschrift für Physikalische Medizin, Balneologie und Medizinische Klimatologie* 19: pp. 268–277, 1990. [47]

HACKEL, F.: *Bedeutung der Segmentmassage für die Angiologie. Zeitschrift für Physiotherapie* Heft 1: pp. 15–25, 1973. [48]

HANSEN, T. I. & KRISTENSEN, J. H.: *Effect of massage, short ware diathermy and ultrasound upon 133-Xe disappearance rate from muscle and subcutaneous tissue in the human calf. Scandinavian Journal of Rehabilitation Medicine* 5: pp. 179–182, 1973. [49]

HARMER, P. A.: *The effect of pre-performance massage on stride frequency in sprinters. Athletic Training* 26: pp. 55–59, 1991. [50]

HASPER, H.: *Untersuchungen über den Einfluß der Massage auf Lungenfunktion und körperliche Höchstleistung.* Hamburg: Diss. med., 1970. [51]

HARTEL, V.: *Kreislauf und thermophysiologische Wirkungen elektromaschineller Vibrationsmassagen.* Frankfurt: Med. Diss., 1989. [52]

Härtel, V. & Engel, P.: *Periphere Durchblutungsantwort bei elektromaschinellen Vibrationsmassagen. Zeitschrift für Physikalische Medizin, Balneologie und Medizinische Klimatologie* 12: pp. 408–414, 1983. [53]

HECKMANN, C., FIGGE, B. & GALEAZZI, A.: *Vergleichende Untersuchungen zur Stoffwechselwirkung von Luftsprudelmassagebädern und klassischer (manueller) Massage. Zeitschrift für Physikalische Medizin, Balneologie und Medizinische Klimatologie* 14: pp. 110–112, 1985. [54]

HEDGES, L. V., OLKIN, I.: *Statistical Methodes for Meta-Analysis.* Orlando: Academic Press, 1985. [55]

HEINING, H. H.: *Untersuchung über den Einfluß von Muskelganzmassagen auf die Blutzusammensetzung und auf einige Enzymaktivitäten im Serum.* Hamburg: Diss. med., 1969. [56]

HEIPERTZ, W.: *Die Beeinflussung der Muskeldurchblutung durch physiotherapeutische Maßnahmen. Fortschritte der Medizin* 81: p. 454, 1963. [57]

HEIPERTZ, W.: *Wirkung physiotherapeutischer Maßnahmen auf die Durchblutung der Haut und Muskulatur des Menschen.* Heidelberg: Hüthig 1967. [58]

HENTSCHEL, H.-D.: *Massagetherapie.* In: Hentschel, H.-D. (Hrsg.): *Naturheilverfahren in der ärztlichen Praxis.* Köln: Deutscher Ärzteverlag. pp. 89–127, 1991. [59]

HERXHEIMER, H. & KOST, R.: *Beiträge zur Stoffwechselwirkungen der Massage. II. Mitteilung: Der Einfluß der Massage auf die Erholungszeit. Zeitschrift für die gesamte physikalische Therapie* 33: pp. 85–89, 1927. [60]

HERXHEIMER, H., KOST, R. & WISSING, E.: *Beiträge zur Stoffwechselwirkungen der Massage. III. Mitteilung: Der Einfluß der Massage und Muskelarbeit auf die Harnausscheidung. Zeitschrift für die gesamte physikalische Therapie* 33: pp. 167–182, 1921. [61]

HOFF, F.: *Über die Wirkung von Hautreizen und Massage. Münchener Medizinische Wochenschrift* 78: pp. 350–353, 1931. [62]

HORSTKOTTE, W.: *Akrales Hauttemperatur- und Durchblutungs-Verhalten unter medikamentöser und physikalischer Behandlung bei Patienten mit chronisch arteriellen Verschlußkrankheiten.* Hamburg: Diss. med., 1971. [63]

HORSTKOTTE, W., KLEMPIEN, E. J. & SCHEPPOKAT, K. D.: *Skin temperature and blood flow changes in occluse arterial disease under physical and pharmacologic therapy. Angiology* 18: *pp. 1–5, 1967.* [64]

HOVIND, H. & NIELSEN, S. L.: *Effect of massage on blood flow in skeletal muscle. Scandinavian Journal of Rehabilitation Medicine* 6: *pp. 74–77, 1974.* [65]

HUTTEMANN, E.: *Über die Behandlung mit Bindegewebsmassage in der Frauenheilkunde. Zentralblatt für Gynäkologie* 72: *pp. 789–794, 1950.* [66]

KAADA, B. & TORSTEINBO, O.: *Vasoactive intestinal polypeptides in connective tissue massage. General Pharmacology* 18: *pp. 379–384, 1987.* [67]

KAADA, B. & TORSTEINBO, O.: *Increase of plasma beta-endorphins in connective tissue massage. General Pharmacology* 20: *pp. 487–489, 1989.* [68]

KAINZ, A., LECHNER, J., KOMOSNY, R. & KERN, H.: *Thermographische Untersuchung der Wirkung von Hautreiztherapie und Massage bei degenerativen Wirbelsäulenerkrankungen. Zeitschrift für Physikalische Medizin, Balneologie und Medizinische Klimatologie* 15: *p. 336, 1986.* [69]

KANWISCHER, E.: *Über den Einfluß der Massage auf* $O_2$ *und* $H_2CO_3$*-Austausch. Frankfurt: Diss. med., 1967.* [70]

KARPOVICH, P. & HALE, C. J.: *Effect of warming-up upon physical performance. Journal of the American Medical Association* 162: *pp. 1117–1119, 1956.* [71]

KEY, J. A., ELZINGA, E. & FISCHER, F.: *Local atrophy of bone: II. Effect of local heat, massage and therapeutic exercise. Archives of Surgery* 28: *pp. 943–947, 1934.* [72]

KOST, R.: *Beiträge zur Stoffwechselwirkungen der Massage. I. Mitteilung: Der Einfluß der Massage auf den Sauerstoffverbrauch des ausgeruhten Organismus. Zeitschrift für die gesamte physikalische Therapie* 33: *pp. 1–11, 1927.* [73]

LAMBIRIS, E., STOBOY, H. & FRIEDEBOLD, G.: *Veränderungen der Hautdurchblutung nach verschiedenen Massagearten. Deutsche Zeitschrift für Sportmedizin* 34: *pp. 312–315, 1983.* [74]

LAMPERT, H.: *Die Wirkung von Muskelanstrengung und nachfolgender Massage beim Gesunden. I. Mitteilung: Die Wirkung auf das Blut. Zeitschrift für die gesamte physikalische Therapie* 39: *pp. 350–353, 1930.* [75]

LAMPERT, H.: *Die Wirkung von Muskelanstrengung und nachfolgender Massage beim Gesunden. V. Mitteilung: Die Wirkung der Massage bei nicht vorausgegangener Muskelanstrengung und Vergleich derselben mit derjenigen nach vorausgegangener Muskelanstrengung. Zeitschrift für die gesamte physikalische Therapie* 40: *pp. 142–146, 1931a.* [76]

LAMPERT, H.: *Die Wirkung von Muskelanstrengung und nachfolgender Massage beim Gesunden. II. Mitteilung: Zustandekommen und biologische Wertung der Blutveränderung. Zeitschrift für die gesamte physikalische Therapie* 40: *pp. 39–48, 1931b.* [77]

LAMPERT, H. & SCHELLENBERG, P.: *Die Wirkung von Muskelanstrengung und nachfolgender Massage beim Gesunden. III. Wirkung auf den Stoffwechsel. Zeitschrift für die gesamte physikalische Therapie* 40: *pp. 63–66, 1931.* [78]

LAMPERT, H. & SCHELLENBERG, P.: *Die Wirkung von Muskelanstrengung und nachfolgender Massage beim Gesunden. IV. Mitteilung: Das Verhalten von Urin, Gewicht, Puls, Blutdruck und Vitalkapazität. Zeitschrift für die gesamte physikalische Therapie* 40: pp. 67–72, 1931. [79]

LEVIN, S. & CREWS, D.: *Autonomic and psychological response to massage. Medicine and Science in Sports and Exercise* 23, Suppl. pp. S 119, 1991. [80]

LILJESTRAND, G. & STENSTROM, N.: *Versuche über den Gaswechsel und das Minutenvolumen des Herzens bei Massage und passiven Bewegungen. Biochemische Zeitschrift* 127: pp. 218–221, 1922. [81]

LONGWORTH, J. C. D.: *Psychophysiological effects of slow stroke back massage in normotensive females. Advances in Nursing Science* 4: pp. 44–61, 1982. [82]

MATT, G. E.: *Decision rules for selecting effect sizes in meta-analysis: a review an reanalysis of psychotherapie outcome studies. Psychological Bulletin* 105: pp. 106–115, 1989. [83]

MCKECHNIE, A., WILSON, F., WATSON, N. L. & SCOTT, D.: *Anxiety states: A preliminary report on the value of connective tissue massage. Journal of Psychosomatic Research* 27: pp. 125–129, 1983. [84]

MEFFERT, H., LEMKE, U., FEHLINGER, R., SCHWARZ, R. & SONNICHEN, N.: *Der Einfluß der Unterwassermassage auf Wiedererwärmung, Wärmeleitfähigkeit und Durchblutung der Haut bei progressiver Sklerodermie. Dermatologische Monatsschrift* 161: pp. 551–555, 1975. [85]

MERLINO, L. V.: *Influence of massage on jumping performance. Research Quarterly* 30: pp. 66–74, 1959. [86]

MIETUSCH, K.-P.: *Untersuchungen über den Einfluß der Massage auf die körperliche Leistungsfähigkeit. Hamburg: Diss. med., 1969.* [87]

MORELLI, M., SEABORNE, D. E. & SULLIVAN, S. J.: *Changes in H-reflex amplitude during massage of triceps surae in healthy subjects. Journal of Orthopaedic and Sports Physical Therapy* 12: pp. 55–59, 1990. [88]

MORELLI, M., SEABORNE, D. E. & SULLIVAN, S. J.: *H-reflex modulation during manual muscle massage of human triceps surae. Archives of Physical Medicine* 72: pp. 915–919, 1991. [89]

MUSCHINSKY, B.: *Massagelehre in Theorie und Praxis. Stuttgart: Fischer, 1992.* [90]

MULLER, E. A.: *Die physische Ermüdung. In: Lehmann, G.: Handbuch der gesamten Arbeitsmedizin, Bd. 1. München: Urban & Schwarzenberg, pp. 410–412, 1961.* [91]

MULLER, E. A. & ESCH, J. S.: *Die Wirkung der Massage auf die Leistungsfähigkeit von Muskeln. Zeitschrift für angewandte Physiologie* 22: p. 240, 1966.* [92]

NALIBOFF, B. D. & TACHIKI, K. H.: *Autonomic and skeletal muscle responses to nonelectrical cutaneous stimulatoin. Perceptual and Motor Skills* 72: pp. 575–584, 1991. [93]

NORDSCHOW, M. & BIERMANN, W.: *The influence of manual massage on muscles relaxation: Effect on trunk flexion. American Journal of Physical Therapy Association* 42: pp. 653–657, 1962. [94]

OLIVERI, D. J., LYNN, K. & HONG, C.-Z.: *Increased skin temperature after vibratory stimulation. American Journal of Physical Medicine and Rehabilitation* 68: pp. 81–85, 1989. [95]

OTTENBACHER, K. J., MULLER, L., BRANDT, D., HEINTZELMAN, A., HOJEM, P. & SHARPE, P.: *The effectiveness of tactile stimulation as a form of early intervention: a quantitative evaluation. Developmental and Behavioral Pediatrics 8: pp. 68–76, 1987.* [96]

PAP, L. V.: *Die Wirkung der Massage auf den Blutkreislauf. Zeitschrift für die gesamte physikalische Therapie 41: pp. 117–124, 1931.* [97]

PRUSKI, U.: *Wirkung von Forapin-Liniment, zwei Massagearten und Magnetfeld-Therapie auf die Haut- und Muskeldurchblutung. Quantitative Messung der Durchblutung mit Venenverschluß-plethysmographie. Frankfurt: Diss. med., 1985.* [98]

PUUSTJARVI, K., AIRAKSINEN, O. & ÖNTINEN, R.: *The effects of massage in patients with chronic tension headache. Acupuncture & Electro-Therapeutics Research, International Journal 15: pp. 159–162, 1990.* [99]

REED, B. V. & HELD, J. M.: *Effects of sequential connective tissue massage on autonomic nervous system of middle-aged and elderly adults. Physical Therapy 68: pp. 1231–1234, 1988.* [100]

RODENBURG, J. B., STEENBEK, D., SCHIERECK, P. & BAR, P. R.. *Warm-up, stretching and massage diminish harmful effects of eccentric exercise. International Journal of Sports Medicine 15: pp. 414–419, 1994.* [101]

ROTH, J., VOSS, B. & UNVERRICHT, A.: *Untersuchung über den Einfluß von Massagen und dynamischen Muskelkontraktionen zur Optimierung des Erholungsprozesses dargestellt an der $J^{131}$-Natrium-Hyppuratclearance. Medizin und Sport 13: pp. 271–274, 1973.* [102]

ROWLANDS, D.: *Therapeutic Touch: its effects on the depressed elderly. Australian Nurses Journal 13: pp. 45–52, 1984.* [103]

SCHAUDIG, E.: *Untersuchungen über die Wirkung von Hautreizen und Massage auf den Gesamtorganismus. Zeitschrift für die gesamte physikalische Therapie 40: pp. 129–141, 1931.* [104]

SCHMIDT, K.: *Das Verhalten der elektrischen Muskelaktivität nach maschineller Vibrationsmassage. Deutsche Medizinische Wochenschrift 93: pp. 114–116, 1968.* [105]

SCHNEIDER, E.: *Zur Stoffwechselwirkung der Massage. Zentralblatt für Chirurgie 55: pp. 390–394, 1928.* [106]

SCHNEIDER, U. & PABST, H. W.: *Experimentelle Untersuchungen zur Wirkung der Unterwasserdruckstrahlmassage. Archiv für Physikalische Therapie 12: pp. 321–326, 1960.* [107]

SCHOPS, P., KNORR, H., SEICHERT, N., SIEBERT, B., KROLING, P. & SCHNIZER, W.: *Einfluß einer Bindegewebsmassage auf Blutdruck, Herzfrequenz und Mikrozirkulation der Haut. Zeitschrift für Physikalische Medizin, Balneologie und Medizinische Klimatologie 16: pp. 315–316, 1987.* [108]

SCHUNICHT, L.: *Wirkung der Massage und der Bindegewebsmassage auf die Durchblutung des Unterarms gemessen mit der Strain'gauge'plethysmographie. Frankfurt: Diss. med. 1974.* [109]

SCHWARZKOPF, W.: *Wärmeabstrahlung der Haut nach Bindegewebsmassage (Vergleichende Untersuchung). Archiv für Physikalische Therapie 2: pp. 299–304, 1950.* [110]

Massage: Physiol. Effekte

SEVERINI, V. & VENERANDO, A.: *Sulle azione fisiologiche del massagio sull'apparato cardiocircolatorio. Europa Medicophysica* 3: *pp. 165–183, 1967a.* [111]

SEVERINI, V. & VENERANDO, A.: *Le azioni sul circolo periferico di sostane iperemissanti associate alle manovre del massagio. Europa Medicophysica* 3: *pp. 184–198, 1967b.* [112]

SIMS, S.: *Slow stroke back massage for cancer patients. Nursing Times* 82: *pp. 47–50, 1986.* [113]

SKOGLUND, C. R. & KNUTSON, E.: *Vasomotor changes in human skin elicited by high frequency low amplitude vibration. Acta Physiologica Scandinavica* 125: *pp. 335–336, 1985.* [114]

SMITH, L. L., KEATING, M., HOLBERT, D., SPRATT, D. & MCCAMMON, M. E.: *The effects of athletic massage on delayed onset muscle soreness, creatine kinase, and neutrophil count: A preliminary report. Journal of Orthopedics, Sports, and Physical Therapy* 19: *pp. 93–99, 1994.* [115]

SMITH, M. L., GLASS, G. V., MILLER, T. I.: *The Benefits of Psychotherapy. Baltimore: John Hopkins University Press, 1980.* [116]

STAUTZ, H. P.: *Telemetrische Untersuchungen zur Belastung während Krankengymnastik und Massage. Frankfurt: Diss. med., 1970.* [117]

SULLIVAN, S. J., SEGUIN, S., SEABORNE, D. & GOLDBERG, J.: *Reduction of H-reflex amplitude during the application of effleurage to the triceps surae in neurologically healthy subjects. Physiotherapy, Theory and Practice* 9: *pp. 25–31, 1993.* [118]

SULLIVAN, S. J., WILLIAMS, L. R. T., SEABORNE, D. E. & MORELLI, M.: *Effects of massage on alpha motoneuron excitability. Physical Therapy* 71: *pp. 555–560, 1991.* [119]

TOMASIK, M.: *Effect of hydromassage on changes in blood electrolyte and lactic acid levels and haematocrit value after maximal effort. Acta Physiologica Polonica* 34: *pp. 257–262, 1983.* [120]

TUSZKAI, Ö.: *Über die Wirkung von Massage. Medizinische Welt* 4: *pp. 481–482, 1931.* [121]

TYURIN, A. M.: *The influence of different forms of massage on the psycho-emotional state of athletes. Soviet Sports Review* 21: *pp. 126–127, 1986.* [122]

UEDA, W., KATATOKA, Y. & SAGARA, Y.: *Effect of gentle massage on regression of sensory analgesia during epidural block. Anesthesia and Analgesia* 76: *pp. 783–785, 1993.* [123]

VOLKER, R. & ROSTOSKY, E.: *Über den therapeutischen Wert der Bindegewebsmassage bei Gefäßstörungen der Gliedmaßen. Zeitschrift für Rheumaforschung* 8: *pp. 192–205, 1949.* [124]

WAKIM, K. G., MARTIN, G. M., TERRIER, J. C., ELKINS, E. C. & KRUSEN, F. H.: *The effects of massage on the circulation in normal and paralyzed extremities. Archives of Physical Medicine* 30: *pp. 135–144, 1949.* [125]

WALACH, H., KLOPFER, D., KONIG, M. & LUDWIG, E.: *Wirkung und Wirksamkeit der Massage. Literaturbericht, Expertise und Pilotstudie. Heidelberg: Haug, 1995.* [126]

WEINBERG, R., JACKSON, A. & KOLODNY, K.: *The relationship of massage and exercise to mood enhancement. The Sport Psychologist* 2: *pp. 202–211, 1988.* [127]

WENOS, J. Z., BRILLA, L. R. & MORRISON, M. J.: *Effect of massage on delayed onset of muscle soreness (Abstract). Medicine and Science in Sports and Exercise* 22: *S34, 1990.* [128]

WESTHOF, S.: *Massage – eine kritische Analyse physiologischer Wirkungen und der klinischen Wirksamkeit. Hannover: Diss. med., 1990.* [129]

WIKTORSSON-MÖLLER, M., ÖBERG, B., EKSTRAND, J. & GILLQUIST, J.: *Effects of warming up, massage, and stretching on tange of motion and muscle strength in the lower extremity. American Journal of Sports Medicine* 11*: pp. 249–252, 1983.* [130]

WILDER, J.: *The law of inital value in neurology and psychiatry. Journal of Nervous and Mental Diseases* 125*: pp. 73–86, 1957.* [131]

YAMADA, Y., HIRATA, T., HATAYAMA, T., MARUYAMA, K., ABE, T. & SUZUKI, Y.: *Psychological effect of facial estherapy. Tohoky Psychologica Folia* 45*: pp. 6–16, 1986.* [132]

# Sektion 06,
# Elektro- und
# Ultraschalltherapie

Editorin: V. Fialka

# Zur Geschichte der Elektrotherapie und ihrer Beziehung zum Heilmagnetismus

**Einführung. Entwicklung im 18. Jahrhundert: Elektrische und magnetische Kur; Mesmerismus und Perkinismus. Moderne Elektrotherapie im Kontext (pseudo)physikalischer Verfahren. Literatur.**

HEINZ SCHOTT

## Einführung

Die Geschichte der Elektrotherapie im engeren Sinne beginnt mit der Entdekkung der Elektrizität im Zeitalter der Aufklärung (engl. »enlightenment«), welche den neuen Zeitgeist des 18. Jahrhunderts wie kaum ein anderes Phänomen symbolisierte. Doch erst die naturwissenschaftlich-technischen Fortschritte, insbesondere im Zusammenhang mit dem Elektromagnetismus ermöglichten im 19. Jahrhundert die Begründung der modernen Elektrotherapie. Traditionell war mit der Elektrizität der Magnetismus eng verknüpft, sowohl in der Geschichte der Technik als auch in der Geschichte der Medizin. Dehalb soll der folgende Abriß der Elektrotherapie zugleich den Heilmagnetismus berücksichtigen.

Die Begriffe der Elektrizität und des Magnetismus verweisen etymologisch auf die Antike. Die anziehende Kraft des geriebenen Bernsteins, des »Elektron«

(griech. = mit Silber gemischtes Gold, Bernstein), und die des »Magnetis lithos«, des Magneteisensteins aus der Umgebung der kleinasiatischen Stadt Magnesia, wurden als analoge Erscheinungen betrachtet (SCHMID 1942, S. 83). Die medizinische Geschichtsschreibung verweist auf die therapeutische Verwendung tierischer Elektrizität in der Antike, so z. B. auf die schockartigen Kuren mit dem Zitterrochen (Torpedo ocellata und marmorata) und dem Zitteraal (Gymnotus electricus), u. a. zur Bekämpfung von Fieberzuständen und Gichtschmerzen. Doch erst in der zweiten Hälfte des 18. Jahrhunderts wurden die elektrischen Organe solcher »elektrischen Fische« anatomisch beschrieben und im Sinne der neuen Elektrizitätslehre gedeutet (ANTHONY 1977, S. 635). Sie wurden seinerzeit – wie die »Monstren« – auf Jahrmärkten zur Schau gestellt und noch im 19. Jahrhundert in Kolonialländern zur Krankenbehandlung eingesetzt (KELLAWAY 1946). Ebenso bekannt ist die therapeutische Verwendung des Magneteisensteins in der Medizingeschichte, insbesondere bei Paracelsus, der den Magneten in den Kanon der Arzneimittel einreihte (siehe unten).

Doch erst ab 1600 werden Elektrizität und Magnetismus wissenschaftlich voneinander abgrenzbar. Wegweisend war hier William Gilberts (1644–1541) Buch »De Magnete Magneticisque Corporibus et de Magno Magnete Tellure Physiologica« (1600), worin erstmals der Magnetismus wissenschaftlich dargestellt und eine pragmatische Methode zur Herstellung von Dauermagneten aus Stahl angegeben wurde (ANDRADE 1957). 60 Jahre später konstruierte Otto von Guericke (1602–1686), der Bürgermeister von Magdeburg, mit einer Schwefelkugel einen elektrostatischen Generator, der durch Reibung mit der Hand aufgeladen wurde (SCHMID 1942, S. 84). Diese beiden Erfindungen von Gilbert und Guericke eröffneten eine neue Ära in der physikalischen Naturforschung.

In der Medizin jedoch spielten Magnetismus und Elektrizität im 17. Jahrhundert keine Rolle. Erst mit dem technischen Fortschritt, d. h. mit der Entwicklung von Elektrisiermaschinen und der Herstellung von starken Dauermagneten in der Mitte des 18. Jahrhunderts – im Zusammenhang mit dem Aufblühen der neurophysiologischen Forschung – interessierte sich die Medizin für ihre therapeutische Nutzanwendung. Elektrische und magnetische Ku-

ren kamen im Sinne einer physikalisch begründeten Medizin, der »Iatrophysik«, in Mode. Elektrische und magnetische Kräfte als sog. »Imponderabilien« (vgl. FELDT 1990) sollten nun mit Hilfe bestimmter Apparaturen auf den kranken Organismus übertragen werden.

................................................................

## Entwicklung im 18. Jahrhundert

### Anfänge der Elektrotherapie

Zwei neue Apparate prägten das Bild der elektrischen Kur:

- die Elektrisiermaschine, die aus einem Glaszylinder bestand und mit einem Schwungrad angetrieben wurde, wodurch Reibungselektrizität erzeugt werden konnte; und
- die »Leidener Flasche«, die im Verbund mit dieser Elektrisiermaschine als Kondensator und Verstärker diente (BERNINGER 1972; siehe Abb. 1).

Die Möglichkeit einer Elektrotherapie wurde erstmals von dem Naturforscher Johann Gottlob Krüger (1715–1759) aus Halle anvisiert, in der Zeit nach Georg Ernst Stahls (1659–1734) und Friedrich Hoffmanns (1660–1742) Wirken in Halle, welches eine Blütezeit für die medizinische Theorie und Praxis bedeutete (KAISER 1977; SNORRASON

Geschichte der Elektrotherapie

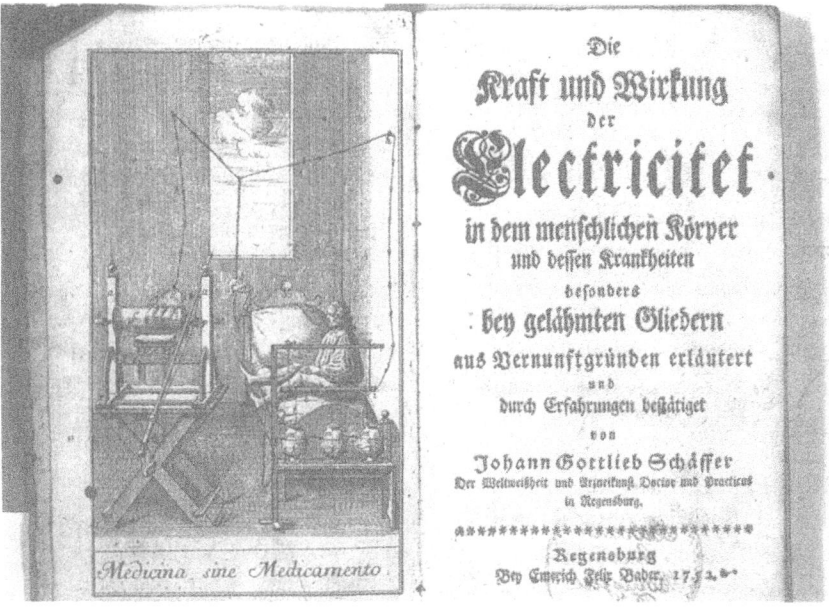

Abb. 1: *Frühe Form der Elektrotherapie: Die mit einer Elektrisiermaschine (links) erzeugte Reibungselektrizität wird dabei in dem ältesten bekannten elektrischen Kondensator, der Leydener Flasche (am Fußende), gespeichert (nach Schäffer, 1752).*

1974). In seiner 1745 verfaßten »Zuschrifft An seine Zuhörer Worinnen er Ihnen seine Gedanken von der Electricität Mittheilet« sagte er, man müsse »die Electricität unter die medicinische Hülffs-Mittel zehlen« (KRÜGER 1745, S. 45). Er formulierte dabei den für die elektrische Kur des 18. Jahrhunderts maßgeblichen Grundsatz, »daß durch die Electrification eines Menschen die Säfte flüßig gemacht, und die festen Theile in den Stand gesetzt würden, sich mit grösserer Lebhaftigkeit zusammen zuziehen« (S. 47).

Als Begründer der Elektrotherapie wird heute jedoch Krügers Schüler Christian Gottlieb Kratzenstein (1723–1795) angesehen, der 1744 in seinem kämpferischen »Schreiben von dem Nutzen der Electricität in der Arzneywissenschaft« die »Electrification« der Kranken explizit »vor eine Panacee«, als ein Allheilmittel ausgibt (KRATZENSTEIN 1746, S. 18). Im Einklang mit Krüger sieht er ihre Heilwirkung darin begründet, daß sie die Stauungen der Körpersäfte, vor allem die des Blutes, auflöse, indem sie Schwefel und Salzteilchen austreibe. Somit sei die

»Electrification« angezeigt bei »Dickblü-tigkeit«, »Kongestionen« (d. h. Säftestau-ungen) aller Art, wie z. B. Kopfschmerz, Schnupfen, Brustbeschwerden, bei »Fie-bern« und sogar der »Pest«. Kratzenstein empfiehlt auch die »Cur der dicken Bäu-che«: »Denn weil das Fett meistens aus schweflichten Theilen besteht, so wird der dicke Bauch bald schmeltzen müs-sen, wenn man dieselben durch Elektrifi-cation herausjagt.« Noch besser sei es freilich, so fügt er mit gewisser Ironie hinzu, »wenn man einen solchen dicken Bauch alle Tage ein paar Stunden (am Rad der Elektrisiermaschine) drehen läßt.«

In den nachfolgenden Jahren befaßten sich zahlreiche Naturforscher und Ärzte mit der Elektrotherapie, wie z. B. Jean Antoine Nollet (1700-1770), Jean Jallabert (1712–1768), Karl von Linné (1707–1778), Albrecht von Haller (1708–1777), Anton de Haen (1704--1776), Jean Paul Marat (1749–1809) und – last but not least – Benjamin Franklin (1706–1790), der sogar Heilversuche anstellte (ANTHONY 1977, S. 636; ROGOFF 1969). Übrigens er-scheint die von ihm entwickelte Glas-harmonika, die dann Mesmer bei seinen magnetischen Kuren zur Verstärkung des »Fluidums« einsetzte, als ein musika-lisches Analogon oder Symbol der Elek-trisiermaschine.

Weniger bekannt wurde der Regens-burger Arzt Johann Gottlieb Schäffer (1720–1795), der in seinem Lehrbuch »Die Electrische Medicin« von 1752 (2. Aufl. 1766) den theoretischen und praktischen Stand der zeitgenössischen differenziert dargestellt hat (SCHÄFFER 1752). Das »electrische Seculum« schien Schäffer wie den meisten seiner Zeit-genossen angebrochen. Im Vorwort zur ersten Auflage merkt er an: »Es ist in der That wahr, die Luft, die Menschen, und fast alle Weltkörper, sind zu mancher Zeit electrisch. Ist es mir also wohl zu verdenken, wenn auch ich in dieser electrischen Zeit, gegenwärtige Schrift von dieser Materie zu schreiben, mich unterfangen habe?«

Ein besonders eindrucksvolles Phänomen war der künstliche Heiligen-schein: »Will man den Schein der Heiligen vorstellen, so darf man nur eine Haube, welche mit goldenen Tresen besetzt ist, aufsetzen, wenn man alsdann an einem Orte an der Haube Funken herausfahren lässet, so werden rings um den gantzen Kopf herum, aus allen Öffnungen der Haube, Strahlen herausfahren. Ich erinne-re mich, daß schon 2 Frauenzimmer auf diese Art zu Heiligen gemacht worden.« (KRATZENSTEIN 1746, S. 28).

Wie Kratzenstein hielt Schäffer die Kongestionen des Blutes durch die elek-trische Kur für heilbar. Hauptindikation seien jedoch die »gelähmten Glieder«. Angriffspunkte des Elektrisierens seien Muskeln und Nerven, welche alle Körperbewegungen verursachten. Dabei verhalte sich, so Schäffer, der Muskel zum Nerven wie das Rad einer Maschine zur Antriebskraft, welche dem »Nervensaft« oder »Nervengeist« entspreche. Die Elektrotherapie wurde somit neurophysiologisch begründet: »Was der Nervensaft natürlicherweise durch seinen Einfluß in die Muskeln thut; das verrichtet die Electricität auf eine künstliche Art, und dieses alles um so mehr, weil die electrische Materie in vielen Stücken mit dem Nervensaft viele Aehnlichkeit und fast einerley Eigenschaft zu besitzen scheint.« (SCHÄFFER 1752, S. 96)

Interessant ist Schäffers Vorschlag, die Elektrizität auch innerlich, den »innerlichen Theilen des menschlichen Körpers« in Form einer »electrischen Arzney« beizubringen. Wasser, Wein und Tee könnten leicht elektrisiert und dem Patienten dargereicht werden, wobei der elektrisierte Wein »einen viel stärkeren Geruch von sich giebt, auch eher berauschet, als ein unelektrisierter« (ebenda, S. 78). Ähnliches finden wir dreißig Jahre später im Mesmerismus wieder, wo z. B. »magnetisches« Wasser als Lebenselexier angepriesen wurde. Anklänge daran finden sich bis heute in der esoterischen Heilkunde.

## Von der elektrischen zur magnetischen Kur

Die magnetische Kur, d. h. die Kur mit Eisenmagneten – nicht die des »tierischen Magnetismus«, worauf wir noch zurückkommen werden – entwickelte sich im 18. Jahrhundert gleichsam im Windschatten der elektrischen Kur. Die Anwendung neu entwickelter Dauermagnete (ANDRADE 1957) war beileibe nicht so spektakulär wie das elektrische Szenario mit Blitz, Funken sowie den eindrücklichen Sensationen und sichtbaren Spuren der elektrischen Einwirkung auf der Haut

Die Magnetwirkung schien sanfter, unmerklicher und weniger sensationell vonstatten zu gehen. Mit einer Phasenverschiebung von etwa 20 Jahren gegenüber der elektrischen Kur kam schließlich auch die magnetische um 1775 in Mode (ANDRY und THOURET 1785, S. 95–225; HEINSIUS 1776). Gegenüber der Elektrotherapie, die erst im 18. Jahrhundert entstand, stellte die Magnettherapie damals bereits eine traditionelle Heilweise dar, die insbesondere der paracelsischen Tradition ihre Popularität in der Neuzeit verdankt.

Bei Paracelsus mischen sich noch die verschiedenen Auffassungen: neben der rationalen Anwendung des Magneten z. B. beim Herausziehen von eisenhaltigen Fremdkörpern finden wir auch die spekulative Zentrierung deplazierter

Körperorgane und -säfte sowie magische Formen von Krankheitszauber, wie etwa die »transplantatio morborum«, die Krankheitsübertragung (WALDMANN 1878, S. 395 ff.). Diese wurde sogar in der Pariser Schule des berühmten Neurologen Charcot im ausgehenden 19. Jahrhundert noch einmal aktuell: z. B. als Übertragung einer neurologischen Störung mit dem Hufeisenmagneten von einer Körperhälfte auf die andere (HARRINGTON 1986).

Während also die Elektrizität offensichtlich aufrüttelnd und irritierend wirkte, schien der Magnetismus beruhigend, einschläfernd und vor allem schmerzstillend zu wirken (WALDMANN 1878, S. 411). So wurden in den 60er Jahren des 18. Jahrhunderts zunächst Zahnschmerzen (TESKE 1765), bald aber auch Rheumatismus, Muskelverspannungen, Krämpfe, Angstzustände, Blindheit und Taubheit der magnetischen Kur unterzogen. Anziehende Kraft auf die Nerven, Wärme, Beruhigung, Schmerzstillung, Schweißabsonderung und Stuhlgang wurden als Heilwirkungen hervorgehoben (ANDRY und THOURET 1785).

1774 wandte auch der Wiener Arzt Franz Anton Mesmer (1734–1815) die damals gerade von neuem in Mode gekommenen Magnetkur an und propagierte nach entsprechenden Erfolgen diese Heilmethode. Auf sein Anraten führte der Hamburger Arzt Johann Christoph Unzer (1747–1809) eine magnetische Kur durch, die ich als Fallbeispiel wiedergeben möchte. Wir begegnen hier demselben Arrangement, wie es Mesmer schon bei seiner Behandlung der »Jungfer Österlin« geschildert hatte (MESMER 1781, S. 13 ff.): Es handelte sich um eine Frau von 26 Jahren, die seit ihrem 13. Lebensjahr ständig gekränkelt hatte. Nach ihrer vierten Niederkunft litt sie an Ohnmachten, Zittern, Krämpfen, Kopfschmerzen, rechtsseitiger Blindheit und Lähmung der Gliedmaßen, Konvulsionen und Schmerzen. »Es wurde ein Magnet an den Knöchel der rechten Hand und einer auf jede Wade gebunden; danach Ziehen vom Kopf nach der Schulter bis zu den Fingern, Gefühl von Wärme und Brennen. Nach zehn Stunden war der Kopf beweglicher und nach drei Tagen waren die meisten sichtbaren Zufälle der Krankheit gehoben! Vom 5. Tage ab Stuhlgang regelmäßig, ebenso Urinabsonderung, und reichlicher Schweiss. Am 12. Tage beginnende Appetenz nach Eintritt der Menses. Am 20. Tage verliess die Kranke erstmals das Bett.« (UNZER 1775; vgl. WALDMANN 1878, S. 411)

Im Jahre 1779 legten Andry (1741–1829) und Thouret (1748–1810) im Auftrage der Sociéte Royale de Médecine einen umfassenden Untersuchungsbericht über den Gebrauch des Magneten in der Heilkunde vor, der ausführlich über die magnetische Kur im 18. Jahrhundert informierte. Nach Darlegung einer reichhaltigen Kasuistik kamen die Autoren zum Schluß, daß der Magnetismus eine heilsame Wirkung auf den Körper ausübe, daß er dabei direkt auf die Nerven wirke und deshalb vor allem bei Nervenkrankheiten, wie etwa Krämpfen, Konvulsionen und Neuralgien, anzuwenden sei. Magnetische Armreifen, Amulette, Gürtel und Platten, deren Konstruktion und Anwendung detailliert angegeben wurden, erfreuten sich damals allgemeiner Beliebtheit (ANDRY und THOURET 1785, S. 282–292). Sie erinnern an die Apparate der »Metallotherapie« im 19. Jahrhundert, worauf wir noch eingehen werden.

## Spektakuläre Heilverfahren: Mesmerismus und Perkinismus

Die elektrischen und magnetischen Kuren zwischen Barock und Aufklärung bildeten den Nährboden für spektakuläre Abwandlungen, wie wir sie zum einen beim »tierischen Magnetismus« oder Mesmerismus, zum anderen beim Perkinismus studieren können (CARLSON und SIMPSON 1970; QUEN 1975). Franz Anton Mesmer (1734-1815) war durch seine Zugehörigkeit zur Wiener medizinischen Fakultät bestens informiert über die zeitgenössische Elektrotherapie, die er vermutlich bereits ab 1766 auch in seiner eigenen Praxis einsetzte. Ebenso war er – ab 1774 – durch seine Bekannt-

schaft mit dem Wiener Hofastronomen Pater Hell (1720–1792) auch über den neuesten Stand der Magnettherapie informiert, die er selbst mit Erfolg anwandte und nachdrücklich propagierte.

Aber schon bald trug Mesmer seine These vom »tierischen Magnetismus« vor, mit der er der Schulmedizin eine neue Grundlage schaffen wollte: es gebe, so entwickelte er im einzelnen in seinen 27 Lehrsätzen von 1775, ein universelles Fluidum (»Allflut«), eine viel feinere physikalische Substanz als diejenige, die von der Elektrizität und dem Magnetismus ausgehe (MESMER 1781). Dieses heilsame Agens, das er »tierischen Magnetismus« (d. h. Lebensmagnetismus) nannte, könne – quasi von einem magnetischen Sender – über das Nervensystem des Kranken auf dessen Organismus übertragen werden, und zwar durch bestimmte »Manipulationen« wie Handauflegen, Striche oder durch den »baquet magnétique«, den »Gesundheitszuber« (Abb. 2).

Dieser höchst spektakuläre Heilapparat kombinierte in seinem Aufbau sowohl elektrische als auch magnetische Elemente. Dies läßt sich am letzten erhaltenen Baquet aus der Mesmer-Zeit genauer studieren, der heute im Medizinhistorischen Museum der Universität Lyon zu besichtigen ist (GÉNARD 1982). Dieser Baquet enthält Magnete, eine Leidener Flasche und ein elektrisches System und ist mit Metalleitern, Wollstrik-

*Geschichte der Elektrotherapie*

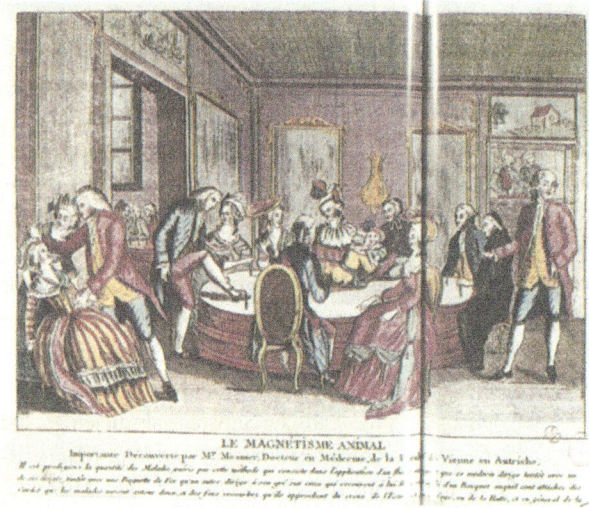

*Mesmers »magnetischer Kübel« (franz. Baquet), ein gesellschaftliches Ereignis im vorrevolutionären Paris (moderne Kolorierung, nach Schott, 1993).*

ken und organischen (isolierenden) Substanzen ausgestattet. Der Clou von Mesmers Heilsystem war jedoch, daß die Heilkraft nicht identifiziert wurde mit Elektrizität und Magnetismus, wenngleich sie durch elektrische und magnetische Faktoren verstärkt werden konnte. Die wissenschaftlichen Untersuchungskommissionen in Paris schrieben die Wirkung der mesmeristischen Kur der »Imagination« zu, und die Gegner verurteilten Mesmer als Mystizisten und Scharlatan. Studiert man jedoch Mesmers eigene Schrifen, so erweist sich dieser paradoxerweise als ein Kind der Aufklärung, als Anhänger einer physikalischen Medizin. Auf die spezifisch romantische Modifikation seines Systems werden wir noch einzugehen haben.

Im Jahre 1790, 15 Jahre nach Mesmers »Entdeckung«, leitete Luigi Galvani (1737–1798) mit seinen experimentellen Untersuchungen zur »animalischen Elektrizität« eine neue Epoche in der Geschichte der Elektrotherapie ein, die als Galvanismus bezeichnet wird (BECQUEREL 1857; ANTHONY 1977). Wie Alessandro Volta (1745–1827) um 1800 herausstellte, kann die Verbindung zweier verschiedener Metalle galvanische Elektrizität erzeugen. Diese wurde nun in der Voltaschen Säule, einer Art Batterie aus Silber und Zink, gespeichert und konnte durch Elektroden auf kranke Organe abgeleitet werden. Der Vorteil gegenüber der kaum dosierbaren Applikation von Reibungselektriktrizität mit hoher Spannung und geringer Stromstärke lag darin, daß nun mit unterschiedlichen Stromstärken gezielt behandelt werden konnte. Eine Domäne des medizinischen Galvanismus war die Behandlung von »Blindheit« und »Taubheit«.

Im Kontext des Galvanismus entfaltete sich eine weitere spektakuläre Heilmethode: der sog. Perkinismus (HERHOLDT und RAFN 1878; QUEN 1975). Der amerikanische Arzt Elisha Perkins (1741–1799) entwickelte 1795 den »metallic tractor«, eine zirkelförmige Gabel aus Messing und Eisen, die mit den Spitzen über die erkrankten Stellen gestrichen wurden (WALDMANN 1878, S. 433). Er ließ sich seine Erfindung patentieren und brachte sie dann serienmäßig in den Handel.

Im Gegensatz zu Mesmer beriefen sich Elisha Perkins und dessen Sohn Benjamin (1774–1810), der seine Nachfolge antrat, auf die (galvanische) Elektrizität. Die »metallic tractors« sollten direkt die animalische Elektrizität, die sich in den kranken Körperteilen aufstaute, ableiten und entladen. Zur Hauptindikation des Perkinismus zählten dementsprechend Schmerz-, Entzündungs- und Fieberzustände. Die beiden Perkins ereilte dasselbe Schicksal wie den weitaus berühmteren Mesmer: die unbestreitbaren Heilerfolge wurden auf die Imagination zurückgeführt, womit die naturwissenschaftliche Begründung ihrer Heilmethode als unhaltbare Spekulation

zwar abgelehnt, die beobachtbaren Effekte aber psychologisch anerkannt wurden.

...........................................................

## Die moderne Elektrotherapie im Kontext (pseudo) physikalischer Verfahren

Die Begründung des Elektromagnetismus durch Michael Faraday (1791–1861) um 1830 – die Entdeckung des Induktionsstromes im magnetischen Feld – löste den Galvanismus ab und initiierte die Elektrotherapie im modernen Sinne, insbesondere als eine neurologische und psychiatrische Behandlungsmethode, wie sie Duchenne de Boulogne (1806–1875) ab 1847 in Frankreich einführte (ZIEMSSEN 1857; STAINBROCK 1948, S. 159 ff.; HARMS 1954/55, S. 934; SCHLIEPHAKE 1969, S. 51; LICHT 1959; TURRELL 1969). Reibungselektrizität, Leidener Flasche und Galvanismus gehörten damit der Vergangenheit an.

Die 1855 publizierte Schrift »über lokalisierte Elektrisierung und ihre Anwendung in Pathologie und Therapeutik« des französischen Arztes Guillaume Benjamin Armand Duchenne de Boulogne stellt den wohl bedeutendsten Meilenstein der modernen Elektrotherapie dar. Duchenne wies nach, daß man den elektrischen Strom auf bestimmte unter der Haut gelegene Teile konzentrieren kann, wenn man die Elektroden mit feuchten Leitern umgibt und oberhalb des zu reizenden Organs auf die Haut aufsetzt. Ferner suchte er Hautstellen, von denen aus man eine besonders kräftige Muskelkontraktion bewirken kann. Bald konnte er von Heilerfolgen bei Lähmungen und Neuralgien berichten und entwickelte eine verfeinerte Diagnostik von Nervenkrankheiten. Berühmt wurden auch Duchennes Untersuchungen über die Mechanismen von emotionalen Gesichtsausdrücken und die Erstbeschreibung der spinalen progressiven Muskelatrophie (SCHOTT 1993, S. 291).

Als Sonderform der Elektrotherapie ist die zu Anfang des 20. Jahrhunderts entwickelte Diathermiebehandlung zu erwähnen. Der Prager Ordinarius für medizinische Chemie Richard von Zeynek begründete 1908 die elektrische »Thermopenetration«, die Wärmeeinwirkung von Hochfrequenzströmen, welche Widerstandswärme im Körper erzeugen und somit therapeutisch eingesetzt werden können (Abb. 3). Der Heileffekt der »Diathermie« beruht auf einer verbesserten Durchblutung als Folge der Erwärmung. Während diese Langwellen-Diathermie kurz nach der Jahrhundertwende entwickelt wurde, konnte die Kurzwellenbehandlung erst mit der Schaffung leistungsstarker Sender um 1930 von dem deutschen Internisten Erwin Schliephake in die Medizin eingeführt werden (SCHOTT 1993, S. 369).

Alle oben erwähnten Heilverfahren, die wir als gewisse Analoge der frühen Elektrotherapie vorgestellt haben, fanden im 19. Jahrhundert ihre Fortsetzung und werden auch heute noch – z. T. in modifizierter Form – im Bereich der »alternativen« (»komplementären«) Medizin bzw. »Paramedizin« angewandt. Die folgenden Ausführungen sollen diesen höchst komplexen Bereich kurz umreißen.

Die Magnettherapie früherer Jahrhunderte setzte sich im 19. Jahrhundert

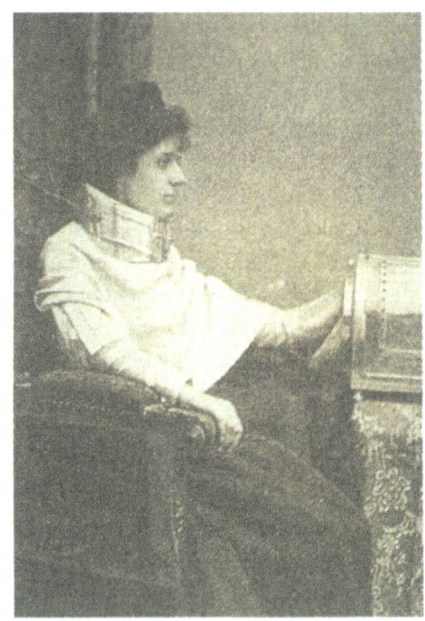

Abb. 3: *Lokale Anwendung der Diathermie im Bereich von Hand und Nacken zur Erzeugung einer örtlichen arteriellen Hyperämie (nach Schott, 1993).*

ungebrochen fort. So empfahl René Théophile Hyacinthe Laennec (1781-1826) in seinem Hauptwerk »De l'auscultation médiate« die Anwendung des Magneten bei nervösen Brustbeschwerden, Asthma und Angina pectoris. Selbst beim Schluckauf helfe der Magnet: »Durch zwei magnetisirte Platten, von denen eine auf die Herzgrube und die andere gegenüber auf die Wirbelsäule gelegt wurde, habe ich Schlucksen, was bereits drei Jahre dauerte, in einem Augenblicke gehoben.« (vgl. WALDMANN 1878, S. 419).

Der »tierische Magnetismus« mit den verschiedensten Variationen des magnetischen Gesundheitszubers (KIESER 1818; WOLFART 1818 und 1819; KERNER 1829, S. 181–192) wandte sich unter dem Vorzeichen der Romantik dem »Somnambulismus« zu. Nicht mehr die magnetischen Manipulationen, sondern die wundersamen Eröffnungen und Offenbarungen der Somnambulen, die z. T. als »Seherinnen« genauestens studiert wurden, rückten nun in den Mittelpunkt des Interesses. Wir können hier in der Tat – lange vor Freud und der modernen Psychotherapie – die Anfänge der psychosomatischen Medizin beobachten, die »Einführung des Subjekts« (Victor von Weizsäcker) in die Medizin.

Der Perkinismus schließlich, die Anwendung von Metallstäben zu Heilzwecken, fand eine interessante Parallele in der Entfaltung der Akupunktur bzw.

Elektroakupunktur (»electro-puncture«) im frühen 19. Jahrhundert (STAINBROCK 1948, S. 158; QUEN 1975). Am auffälligsten jedoch knüpfte die »Metallotherapie« des französischen Arztes Victor Burq (1823–1884) um 1850 an die Tradition des 18. Jahrhunderts an, die alle bisher genannten Konzepte implizierte (BURQ 1854; Abb. 4). Er glaubte, die individuell unterschiedliche physiologi-

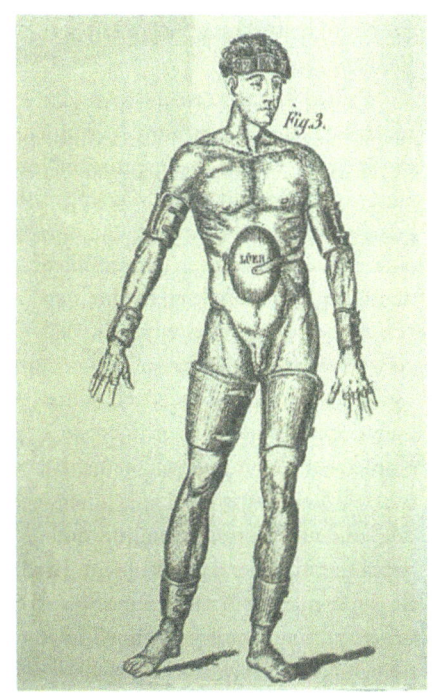

Abb. 4: *Gebräuchliche Metallarmaturen aus Kupfer, Messing und Stahl, vorwiegend zur Behandlung von »Störungen in dem Nervensysteme« (»Neuropathie«;nach Burq, 1854)*

sche Wirkung verschiedener Metalle entdeckt zu haben, wobei er vor allem dem Kupfer und seinen Legierungen (Messing und Bronze) besondere Kräfte zuschrieb. Er empfahl sie u. a. als »treffliche Schutzmittel« gegen die Cholera. Anne Harrington hat darauf hingewiesen, daß Burq zu den Forschungen der Charcot-Schule über Hysterie und Hypnose wohl den entscheidenden Anstoß gegeben hat, bei deren Experimenten Metalle und Magnete als Instrumente der Krankheitsübertragung dienten (HARRINGTON 1986).

Rückblickend können wir zusammenfassen: Im 18. Jahrhundert wurden die Weichen für die therapeutische Nutzung von Elektrizität und Magnetismus gestellt. Im 19. Jahrhundert kam es zu einer breiten Entfaltung der verschiedenen Ansätze. Wenngleich die meisten von ihnen von der Wissenschaft wieder verworfen wurden, leben sie seither zum Teil untergründig in der sogenannten Paramedizin weiter. Ich erinnere an Kupferarmbänder und Magnetmedaillons, die heute zum Kauf angeboten werden, und an Elektroakupunktur und Orgonakkumulatoren nach Wilhelm Reich, die sogar manche Ärzte in ihrer Praxis einsetzen. Der Internist Arthur Jores hat einmal darauf verwiesen, daß auch die moderne Medizin nicht frei von Magie und Zauber sei. Mit seiner Bemerkung (JORES 1955, S. 918) möchte ich schließen: »Eine bekannte Erscheinung ist der ›gläubige‹ Patient vom Lande, der sich nach einer rein diagnostischen Untersuchung, z. B. der magisch so überaus wirksamen Röntgenuntersuchung, bei seinem Arzt dafür bedankt, wie gut ihm dies geholfen habe.«

...........................................................................

## Literatur

ANDRADE, E. N. DA C.: *Zur Frühgeschichte des Dauermagneten. In: Endeavour 16 (1957),* S. 22-30.

ANDRY, CH. L. F. und M. A. THOURET: *Beobachtungen und Untersuchungen über den Gebrauch des Magnets in der Arzneykunst. Leipzig: Weidmann & Reich, 1785.*

ANTHONY, N.: *Electrical apparatus used in medicine before 1900. In: Proceedings of the Royal Society of Medicine 70 (1977), S. 635-641.*

BECKER, C. A.: *Der mineralische Magnetismus und seine Anwendung in der Heilkunst. Mühlhausen: Heinrichshofen, 1829.*

BECQUEREL, A.: *Traité des applications de l'électricité a la thérapeutique médicale et chirurgiale. Paris: Baillière, 1857.*

BERNINGER, E.: *Medicina electrica – Titelkupfer aus Johann Gottlieb Schäffer, Die electrische Medicin ... 2. Aufl. Regensburg 1766. [»Unser Bild«]. In: Medizinhistorisches Journal 7 (1972), S. 326–329.*

BURQ, V.: *Metallotherapie. Behandlung der Nerven-Krankheiten, Paralysen, chronischen Rheumatismen ... Leipzig: Schäfer, 1854.*

CARLSON, E. T.und M. M. SIMPSON: *Perkinism vs. mesmerism. In: Journal of the history of the behavioral sciences 6 (1970), S. 16–24.*

Geschichte der Elektrotherapie

FELDT, H.: *Der Begriff der Kraft im Mesmerismus. Die Entwicklung des physikalischen Kraftbegriffes seit der Renaissance und sein Einfluß auf die Medizin des 18. Jahrhunderts. Med. Diss. Bonn 1990.*

GÉNARD, PH.: *D'un baquet magnétisme à l'histoire du Mesmerisme. Diss. Lyon, 1982.*

HARMS, E.: *The origin and early history of electrotherapy and electroshock. In: The American journal of psychiatry 111 (1954/55), S.933–934.*

HARRINGTON, A.: *Metals and magnets in medicine. Hysteria, hypnosis, and scientific culture in late 19th-century France. Oxford, 1986 (unveröffentl. Typoskript, 22 S.).*

HEINSIUS, J. A.: *Beyträge zu den Versuchen mit künstlichen Magneten. Leipzig: Aue in Altona, 1776.*

HERHOLDT, J. D. und C. G. RAFN: *Von dem Perkinismus, oder den Metallnadeln des D.Perkins in Nordamerika ... Kopenhagen: Brunner, 1798.*

JORES, A.: *Magie und Zauber in der modernen Medizin. In: Deutsche Medizinische Wochenschrift 80 (1955), S. 915–920.*

KAISER, W.: *Johann Gottlob Krüger (1715–1759) und Christian Gottlieb Kratzenstein (1723–1795) als Begründer der modernen Elektrotherapie. In: Zahn-, Mund- und Kieferheilkunde 65 (1977), S. 539–554.*

KELLAWAY, P.: *The part played by electrical fish in the early history of electricity and electrotherapy. In: Bulletin of the history of medicine 20 (1946), S. 112–137.*

KERNER, J.: *Die Seherin von Prevorst. Eröffnungen über das innere Leben des Menschen und über das Herinragen der Geisterwelt in die unsere. 2 Theile. Stuttgart: Cotta, 1829*

KIESER, D. G.: *Das Magnetische Behältniß (Baquet) und der durch dasselbe erzeugte Somnambulismus. Nach Theorie und Erfahrung. In: Archiv für den Thierischen Magnetismus 3 (1818).*

KRATZENSTEIN, CH. G.: *Physikalische Briefe. 3. u. 4. verm. Aufl. Halle: Hemmerde, 1746. (Darin: Schreiben von dem Nutzen der Electricität in der Arzneywissenschaft an D.G.F.F. [17.3.1744], S. 1–20; Zweytes Schreiben von eben derselben Materie [7. 10.1744], S. 21–29).*

KRÜGER, J. G.: *Zuschrifft An seine Zuhörer Worinnen er Ihnen seine Gedanken von der Electricität mittheilet und Ihnen zugleich seine künftige Lectionen bekannt macht. Neue u.m. Anm. verm. Aufl. Halle: Hemmerde, 1745.*

LICHT, S.: *History of Electrotherapy. In: Therapeutic Electricity and Ultraviolet Raditation. Ed. by Sidney Licht. New Haven: Elizabeth Licht, 1959 (Physical Medicine Library; 4); S. 1–69.*

MILDNER, TH.: *Elektrotherapie vor 200 Jahren. In: Medizinische Klinik 62 (1967), S. 352–355.*

MESMER, F. A.: *Abhandlung über die Entdeckung des thierischen Magnetismus. Aus d.Franz. übers. Carlsruhe: Macklot, 1781.*

QUEN, J. M.: *Case studies in nineteenth century scientific rejection: Mesmerism, Perkinsim , and acupuncture. In: Journal of the history of the behavioral sciences 11 (1975), S. 149–156.*

ROGOFF, J. B.: *B. Franklin on electrotherapy. In: The New England journal of medicine 280 (1969), S. 673.*

SCHÄFFER, J. G.: *Die Kraft und Wirkung der Electricitet in dem menschlichen Körper und dessen Krankheiten besonders bey gelähmten Gliedern ... Regensburg: Bader, 1752 (2. Aufl. Regensburg 1966 unter dem Titel: Die Electrische Medicin oder die Kraft und Wirkung der Electricität ... ).*

SCHLIEPHAKE, E.: *Zur Geschichte der Elektrotherapie. In: Archiv für physikalische Therapie 21 (1969), S. 51–55.*

SCHMID, A.: *Zur Geschichte der Elektrotherapie vom Altertum bis zum Beginn des 19. Jahrhunderts. In: Festschrift für Jacques Brodbeck-Sandreuter zu seinem 60. Geburtstag. Basel (1942).*

SCHNECK, J. M.: *The history of electrotherapy and its correlation with Mesmer's animal magnetism. In: The American journal of psychiatry 116 (1959/60), S. 463–464.*

SCHOTT, H.: *Die Chronik der Medizin. Dortmund: Chronik Verlag, 1993.*

SNORRASON, E.: *C.G. Kratzenstein ... and his experimental Studies on Electricity during the Eighteenth Century. Odense: University Press, 1974 (Acta historica scientiarum naturalium et medicinalium; 29).*

STAINBROCK, E.: *The use of electricity in psychiatric treatment during the nineteenth century. In: Bulletin of the history of medicine 22 (1948), S. 156–177.*

TESKE, J. G.: *Versuch im Kuriren der Zahnschmerzen mittelst magnetischen Stahls. Königsberg: Hartung, 1765.*

TURRELL, W. J.: *Landmarks of electrotherapy. In: Archives of physical medicine and rehabilitation 50 (1969), S. 157–160.*

UNZER, J. CH.: *Beschreibung eines mit den künstlichen Magneten angestellten medicinischen Versuchs, Hamburg: Herold, 1775.*

WALDMANN, W.: *Der Magnetismus in der Heilkunde. Eine Studie. In: Deutsches Archiv für Geschichte der Medicin und Medicinische Geographie 1 (1878), S. 320–355 u. S. 381–436.*

WOLFART, K. CH.: *Einiges in Betreff des gemeinsamen Mesmerischen Leitungsbehältnisses. In: Jahrbücher für den LebensMagnetismus oder Neues Askläpieion 1 (1818) 1. Heft, S. 194–197; Fortsetzung in: dies. Zeitschr. 1 (1819), 2. Heft, S. 1–30.*

ZIEMSSEN, H.: *Die Electricität in der Medicin. Studien. Berlin: Hirschwald, 1857.*

# Sektion 08, Phytotherapie

EDITOREN: F.H. KEMPER UND B. UEHLEKE

**08.08**  **Herbstzeitlose (Colchicum autumnale)**
von J. Müller
(Stand: Juli '92)
**Gutachten: Colchicin bei akutem Gichtanfall**
**und familiärem Mittelmeerfieber**
von J. Windeler
(Stand: Juli '92)

**08.09**  **Artischocke (Cynara)**
von P. Wenzel
(Stand: Dezember '93)
**Gutachten: Artischockenextrakt**
von R. Holle
(Stand: Dezember '93)

**08.10**  **Brennessel (Urtica dioicae, Urtica urens)**
**Teil 1: Brennesselwurzel (Urticae radix)**
von P. Wenzel
(Stand: März '94)
**Gutachten: Brennesselwurzel bei**
**benigner Prostatahyperplasie**
von R. Brandmaier
(Stand: März '94)

**08.11**  **Goldrute (Solidago vigaurea)**
von P. Wenzel
(Stand: Juli '94)
**Gutachten: Goldrute bei akutem**
**Harnwegsinfekt**
von R. Brandmaier
(Stand: März '95)

**08.12**  **Mariendistel (Silybum marianum)**
von G. Schmitz
(Stand: März '95)
**Gutachten: Mariendistelsamen**
**bei chronischen Leberschäden**
von R. Holle
(Stand: März '95)

dann weiter wünschenswert, Prüfungen zu planen, die als Wirksamkeitskriterium die Verhinderung oder das Hinauszögern der Übergangs einer Herzinsuffizienz vom Stadium NYHA II in das Stadium NYHA III oder die Mortalität untersuchen.

....................................................

## Literatur

HANAK TH., BRÜCKEL M.-H. (1983): *Behandlung von leichten stabilen Formen der Angina pectoris mit Crataegutt® novo. Eine placebokontrollierte Doppelblindstudie. Therapiewoche 33: 4331-4333*

IWAMOTO M., ISHIZAKI T., SATO T. (1981): *Klinische Wirkung von Crataegutt® bei Herzerkrankungen ischämischer und/oder hypertensiver Genese. Eine multizentrische Doppelblindstudie. Planta Medica 42: 2-16*

KUMMELL H.-CH., SCHREIBER K., V. KOENEN J. (1982): *Untersuchungen zur Therapie mit Crataegus. Herzmedizin 5: 157-165*

LANG E. (1991): *Einmalige i.v.-Gabe eines Crataegus-Extraktes bei chronischer Herzinsuffizienz. Welche hämodynamischen Auswirkungen? Therapiewoche 38: 2448-2454*

O'CONNOLLY M., JANSEN W., BERNHÖFT G., BARTSCH G. (1986): *Behandlung der nachlassenden Herzleistung. Therapie mit standardisiertem Crataegus-Extrakt im höheren Lebensalter. Fortschr Med 42: 805-808*

O'CONNOLLY M., BERNHOFT G., BARTSCH G. (1987): *Behandlung älterer, multimorbider Patienten mit stenokardischen Beschwerden. Eine placebokontrollierte Cross-over-Doppelblindstudie mit Crataegutt® novo. Therapiewoche 37: 3587-3600*

POZENEL H. (1986): *Nachlassende Leistungsfähigkeit des Herzens. Eine offene Vergleichsstudie von Crataegutt® Tropfen gegenüber alleiniger Physiotherapie. Z Allg Med 62: 526-530*

WEILIANG W., WENQU Z., FUZAI L., XIANGCHUN Y., PEIWEN Z., YOUGNIAN L., HUICHANG C., GUANGXU Y., MEIBO H .(1984): *Therapeutic effect of Crataegus Pinnatifida on 46 cases of angina pectoris - a double blind study. J Trad Chin Med 4: 293-294*

*Die Arbeiten von*
- BODIGHEIMER et al. (1994)
- FORSTER et al. (1994)
- EICHSTADT et al. (1989)
- LEUCHTGENS (1993)
- SCHMIDT et al. (1994)
- TAUCHERT et al. (1994)
- WEIKL und NOH (1992)
- WEIKL et al. (Publikation in Vorbereitung)

*sind bereits im klinischen Beitrag (Kapitel 08.15) zitiert.*

....................................................

## Herausgeberkommentar zur Anwendung von Weißdorn

Die Herzinsuffizienz wird angesichts der zu erwartenden Altersstrukturen eine häufige Behandlungsindikation bleiben, wobei wirksame, jedoch nebenwirkungsarme und kostengünstige Therapieansätze zum Einsatz kommen sollten. Angesichts des im Gutachten erwähnten Trends erscheint es uns in der Praxis insbesondere in Hinblick auf das günstige Risikoprofil vertretbar, standardisierte Weißdornzubereitungen zur Erstbehandlung einer Herzinsuffizienz einzusetzen. Das ändert nichts an der weiter bestehenden Forderung nach einem verbesserten Wirksamkeitsnachweis in Abhängigkeit von Dosierung und Wirkstoffspektrum.

Das klinisch nur schwierig abgrenzbare Stadium NYHA I einer beginnenden Herzinsuffizienz mit subjektiv eingeschränkter Leistungsfähigkeit ist in diesem Sinne ebenfalls einer Behandlung mit Weißdorn zugänglich.

Bei Patienten, bei denen eine Therapie mit maximal vertretbaren Dosierungen von Weißdornzubereitungen in angemessener Frist (ca. 4 Wochen) keine ausreichende Verbesserung der Herzleistung erbringt, sind wirksame chemisch definierte Arzneimittel einzusetzen – alternativ als Monotherapie oder zusätzlich zu Weißdornpräparaten (insbesondere bei Einsatz von Digitalisglykosiden).

F. H. Kemper und B. Uehleke

# Oleander (Nerium oleander L., Oleandri folium)

Einführung. Anwendungsgebiete. Pharmakologische und toxikologische Eigenschaften. Darreichungsformen. Gegenanzeigen. Nebenwirkungen. Wechselwirkungen. Vergiftung und Behandlung der Überdosierung. Literatur.

DIETER LOEW

## Einführung

Der gemeine Oleander aus der Familie Apocynaceae zählt mit zu den ältesten pflanzlichen Arzneimitteln und ist schon bei Dioskurides erwähnt. Bock und Matthiolus bezeichnen Oleander als »Unholdkraut«, da es Mensch und Vieh tötet. In den 30er Jahren wurde das aus Oleander gewonnene Glykosidgemisch Folinerin bei Altersherz, Herzmuskelschwäche, bei akuten und chronischen Infekten, dekompensierter Hypertonie, Extrasystolie und dekompensierter Herzinsuffizienz angewandt (HOESLIN 1936, LEPEL 1937, RÖNTSCH 1963).

## Anwendungsgebiete

Nach der Monographie zu Oleanderblättern ist die Wirksamkeit bei Erkrankungen und funktionellen Störungen des Herzens nicht ausreichend belegt. Die geringe und überdies schwankende orale Verfügbarkeit sowie mangelnde Nachweisbarkeit gegenüber Digitoxin und Digoxin bzw. deren methylierten oder acetylierten Derivaten weisen Oleanderzubereitungen eine untergeordnete Rolle in der rationalen Therapie der Herzinsuffizienz zu. Zudem sind bei akzidenteller Einnahme von Nerium oleander bzw. eines Teeaufgusses aus Oleanderblättern Vergiftungen mit letalem Ausgang aufgetreten (MONOGRAPHIE 1988). Monopräparate mit Oleander sind nicht mehr auf dem Markt.

Oleander ist jedoch in verschiedenen Kombinationen enthalten. Für die fixe Kombination aus Extrakten von Adoniskraut, Maiglöckchen, Meerzwiebel und Oleanderblätter liegt eine positive Monographie (MONOGRAPHIE 1993) vor mit der Indikation:
- Leicht eingeschränkte Herzleistung mit Kreislauflabilität.

## Relevante Inhaltsstoffe

Oleandri folium enthält 1-2% herzwirksame Cardenolidglykoside, von denen bisher 25 Cardenolidglykoside nachgewiesen, 18 Cardenolide durch

Verteilungschromatographie isoliert und
und hiervon 15 identifiziert wurden. Sie
können unterteilt werden in:

- 5-ß-Cardenolide vom Typ der
  Digitoxinderivate. Oleandrin macht
  ca. 83% der Gesamtglykoside des
  Oleanderextraktes aus. Eingestelltes
  Drogenpulver besteht aus pulveri-
  sierten Oleanderblättern, deren
  Wirkwert am Meerschweinchen
  einem Gehalt von 0,5% Oleandrin
  entspricht.
- 5-α–Cardenolide vom Typ der
  Uzarigeninglykoside, die allgemein
  als unwirksam gelten.
- inaktive Cardenolide z.B. Adynerin.

Daneben sind in Oleanderblättern die
Flavonolglykoside Rutin, Kämpferol-3-
rhamno-glykosid, ß-Sitosterin, Ursol-
und Oleanolsäure enthalten.

...........................................................

## Pharmakologische und toxikologische Eigenschaften

### Pharmakodynamik

Die Cardenolidglykoside in Oleander
wirken qualitativ digitoxinartig, jedoch
wegen der unsicheren und geringeren
Resorptionsrate quantitativ schwächer
als Digitoxin. Sie hemmen die $Na^+$-$K^+$-
ATPase an der Außenseite der Zellmembran, erhöhen intrazellulär den
$Na^+$-Gehalt und senken den $K^+$-Gehalt.

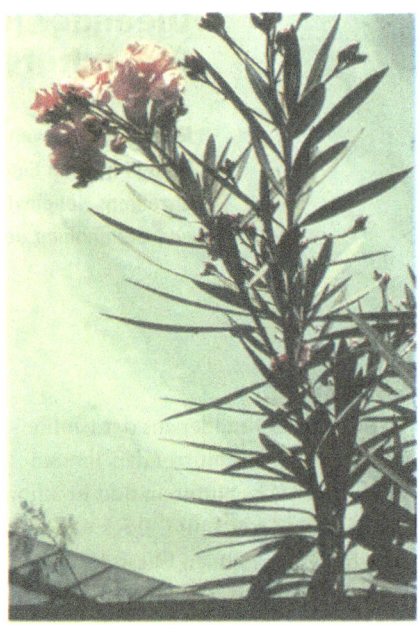

**Abb. 1:** *Oleander (Foto: H. Fröhlich)*

Von einem standardisierten Olean-
derextrakt ist zusätzlich eine dosisabhän-
gige Vasokonstriktion auf Widerstands-
und Kapazitätsgefäße experimentell
nachgewiesen. Hierbei korreliert nach
Verabreichung der fixen Kombination
eines Extraktes aus Scilla maritima alba,
Convallaria majalis, Nerium Oleander
und Adonis vernalis die kardiale Wirkung nicht mit der Venenwirkung.
Während die positiv inotrope Wirkung
nach der Injektion sofort eintritt und
rasch wieder abklingt, setzt die venokonstriktorische Wirkung an den Kapazi-
tätsgefäßen später ein und hält länger an.

*Oleander*

**Tabelle 1: Pharmakokinetik von Reinglykosiden und Nerium oleander (nach Loew und Loew 1994)**

| | Digitoxin | Digoxin | Nerium oleander |
|---|---|---|---|
| **Glykoside** | Reinglykosid Cardenolid | Reinglykosid Cardenolid | 25 Cardenolid |
| **Leitglykosid** | Digitoxin | Digoxin | Oleandrin |
| **Resorptions- quote (%)** | 95 bis 100 | 60 bis 80 | 65 bis 86 |
| **Halbwertszeit** | ca. 200 | ca. 40 | |
| **Abklingquote (%)** | 7 bis 10 | 20 bis 25 | 41 |
| **Wirkdauer (d)** | 10 bis 21 | 4 bis 8 | 2,65 |
| **Proteinbindung (%)** | 90 bis 97 | 20 | 50 |
| **Ausscheidung** | renal biliär | überwiegend renal | renal biliär |

Der Mechanismus beruht teils auf einer direkten Einwirkung auf die glatte Muskelzelle und teils auf einer indirekten Freisetzung von Noradrenalin aus neuronalen Speichern der adrenergen Gefäßnerven. An den arteriellen Gefäßen wird die Wirkung offenbar α-adrenerg vermittelt, da sie durch Phentolamin antagonisiert wird, während der venotrope Effekt auf einem nicht α-adrenergen Angriff beruht.

## Pharmakokinetik

Der Unterschied zwischen den Reinglykosiden Digitalis bzw. Digoxin und den herzglykosidhaltigen Pflanzenextrakten liegt in den pharmakokinetischen Daten und beruht auf den physiko-che-mischen Eigenschaften. Tabelle 1 stellt die wichtigen pharmakokinetischen Daten von Oleandrin den Reinglykosiden gegenüber. Oleandrin besitzt eine Resorptionsquote von 65-86%, wird renal und biliär eliminiert, zu 50% an Serumalbumin gebunden, besitzt eine Abklingquote von ca. 41% und eine Wirkdauer von 2,65 Tagen.

## Toxikologie

Die Toxizität von Oleander beruht auf den herzwirksamen Glykosiden. Kaninchen vertrugen 4,1 ml/kg KG eines 5%igen Infuses p.o. ohne sichtbare Symptome, nahmen jedoch an Gewicht gegenüber der unbehandelten Kontrolle ab. Wurde den Tieren nach 24 Std.

10 ml/kg KG des 10%igen Dekoktes verabreicht, dann stellten sich leicht tonisch-klonische Krämpfe ein und nach Erhöhung der Konzentration (20%iger Dekokt) traten verlangsamte Atmung, Bradykardie und intermittierendes Zittern auf.

Beim Menschen können die gleichen Vergiftungssymptome auftreten wie bei einer Digitalisintoxikation. Beschrieben sind Gefühlslosigkeit von Zunge und Rachen, Übelkeit und Erbrechen, Koliken, Diarrhoe, Herzrhythmusstörungen, Atemlähmung, Bradykardie, Schock.

### Darreichungsformen

#### Monopräparate

Monopräparate mit normierten Oleanderextrakten stehen heute nicht mehr zur Verfügung. Wenn Oleanderblätter verordnet werden, so ist ein nach DAB 10 »eingestelltes Oleanderpulver« zu verwenden.

#### Kombinationspräparate

Oleanderextrakte finden sich häufig in pflanzlichen Kombinationspräparaten meist mit Auszügen aus Adoniskraut, Maiglöckchenkraut, Meerzwiebel und Weißdorn. Die oben genannte positiv-monographierte fixe Kombination ist als feste Darreichungsform (entspr. 270-540 MSE [Meerschweincheneinheiten]) und als wäßrig-alkoholische Lösung (entspr.

310 MSE) zur innerlichen Behandlung verfügbar.

### Gegenanzeigen

Prinzipiell gelten die gleichen Kontraindikationen wie für Digitalisglykoside: Digitalisintoxikation, Hyperkalziämie, Hyperkaliämie, Hypokaliämie, hypertrophe Kardiomyopathie mit Obstruktion, AV- Block II. und III. Grades, Bradykardie, Kammertachykardie, Karotissinussyndrom.

### Nebenwirkungen (unerwünschte Arzneimttelwirkungen)

Grundsätzlich können die gleichen kardialen und extrakardialen Nebenwirkungen wie nach Digitalisglykosiden auftreten:

- Kardiale Nebenwirkungen: Rhythmusstörungen, ventrikuläre Extrasystolen, Kammertachykardie und Überleitungsstörungen II. und III. Grades.

- Extrakardiale Nebenwirkungen: gastrointestinale Symptomen in Form von Inappetenz, Übelkeit, Erbrechen, Durchfällen, abdominellen Krämpfen sowie neurotoxische Symptome mit Störungen des Farbsehens im Grün/Gelb-Bereich, Kopfschmerzen, Müdigkeit, Schlaflosigkeit, psychischen Veränderungen wie Alpträume, Agitiertheit, Verwirrtheit, Depressionen, Halluzinationen und Psychosen.

......................................................

## Wechselwirkungen mit anderen Mitteln

Grundsätzlich können die gleichen Wechselwirkungen wie nach Einnahme von Digitalisglykosiden bestehen. Die gleichzeitige Gabe von Aktivkohle, Colestyramin und Antacida kann die Resorption vermindern. Chinidin, Amidaron, Flecanid, Propafenon, Kalziumantagonisten und Spironolacton können bei gleichzeitiger Anwendung zum Anstieg der Oleanderglykosidkonzentration führen. Saluretika, Glukokortikoide und stimulierende Laxantien, die mit Kalium- und Magnesiumverlusten einhergehen, sind Ursache von unerwünschten kardialen Wirkungen. Die gleichzeitige Anwendung von Sympathomimetika und Phosphodiesterasehemmer begünstigen das Auftreten von ventrikulären Arrhythmien.

......................................................

## Vergiftung und Maßnahmen bei Überdosierung

Intoxikationen mit Oleanderblättern treten gelegentlich nach Kauen und Verzehren von Blättern oder Blüten (v.a. bei Kindern), aber auch nach suizidaler Absicht auf. Für den Menschen sollen etwa 6 g des Extraktes aus Holz und Rinde,

4 g Blätter und 8 bis 10 Samen tödlich sein (OSTERLOH et al. 1982, FROHNE und PFÄNDER 1982). Hauptsymptome der Überdosierung sind Herzrhythmusstörungen, gastrointestinale und zentralnervöse Symptome.

Die therapeutischen Maßnahmen haben sich nach dem Schweregrad der Intoxikation zu richten. Bei leichter Überdosierung reichen Absetzen des Glykosids und Überwachung des Patienten aus. Patienten mit bedrohlichen Herzrhythmusstörungen und/oder Hyperkaliämie sollten unter Monitoring auf einer Intensivstation überwacht und entsprechend therapiert werden. Die Therapie der schweren Oleanderintoxikation erfolgt ähnlich der Digitalisüberdosierung mit spezifischem Digoxinantikörperfragment (Digitalis Antidot BM), das freies Glykosid zu unwirksamem Antikörper-Glykosid-Komplexen im Extrazellularraum bindet und über die Nieren ausscheidet (CLARK et al. 1991). In Analogie zu Digitalisglykosiden sind forcierte Diurese, Peritoneal- und Hämodialyse als unwirksam anzusehen.

......................................................

## Literatur

BLUM L.M., RIEDERS F.: *Oleandrin distribution in a fatality from rectal and oral Nerium oleander Extract administration. Journal of analytical toxicology 1987, Vol. 11: 219-221.*

BORS G.H.: *Beiträge zum Studium der Vergiftung mit Nerium Oleander L. Pharmazie 1971, 26: 764-766.*

CLARK R.F., SELDEN B.S., CURRY St.C.: *Digoxin – spezific fab fragments in the treatment of oleander toxicity in a canine model. Ann. Emerg. Med. 1991, 20: 1073-1077.*

DEUTSCHES ARZNEIBUCH *(DAB) 10*

FROHNE D., PFANDER HJ.: *Giftpflanzen. Wissenschaftliche Verlagsgesellschaft Stuttgart 1982*

GÖRLICH B.: *Chemische Wertbestimmung der Glykoside eines pflanzlichen Herz-Kreislaufmittels. Arzneim. Forsch. 1965, 15: 2182-2185.*

HÖESLIN H.: *Erfahrungen mit Folinerin, dem neuen Herzmittel. Klin. Wschr. 1936, 15: 1677-1680.*

LEHMANN H.D.: *Zur Wirkung pflanzlicher Glykoside auf Widerstandsgefäße und Kapazitätsgefäße. Arzneim. Forsch. 1984, 34: 423-429.*

LEPEL G.: *Weitere Erfahrungen über die Wirkung und Verträglichkeit des Folinerins. Münch. med. Wschr. (1937), 11: 423-424.*

LOEW D., LOEW A.: *Pharmakokinetik von herzglykosidhaltigen Pflanzenextrakten. Zeitschrift für Phytotherapie 1994, 15:*

MESA M.D., ANGUITA M., LOPEZ-GRANADOS A., VIVANCOS R., SUAREZ DE LEZO J., VALLES Y G. BUENO F.: *Intoxicacion digitalica po hierbas medicinales dos mecanismos diferentes de produccion. Rev. Esp. Cardiol 1991, 44: 347-350.*

MONOGRAPHIE *zu Oleandri folium BAnz Nr. 122 vom 6. 7. 1988.*

MONOGRAPHIE: *Fixe Kombination aus Adoniskrautflüssigextrakt, Maiglöckchentrockenextrakt, Meerzwiebeltrockenextrakt und Oleanderblättertrockenextrakt. BAnz Nr. 180 vom 24.9.1993*

OSTERLOH J., HEROID S., POND.: *Oleander interference in the Digoxin radioimmunoassay in a fatal imgestion. JAMA 1982, 247: 1596-1597.*

RÖNTSCH H.: *Klinische Erfahrungen mit Folinerin. Münch. med. Wschr. 1963, 62: 1642-1643.*

STEINEGGER E., HANSEL R.: *Lehrbuch der Pharmakognosie und Phytopharmazie. 4. völlig neubearbeitete Auflage. Springer Verlag Heidelberg, 1988.*

WEISS R.F.: *Lehrbuch der Phytotherapie. Hippokrates Verlag GmbH Stuttgart. 7. überarbeitete und erweiterte Auflage 1991.*

WIRTH/GLOXHUBER: *Toxikologie. 5. neubearbeitete Auflage. Georg Thieme Verlag Stuttgart New York 1994.*

# Gutachten zum Stand des Nachweises der Wirksamkeit von Nerium Oleander in der Indikation Herzinsuffizienz

ROLAND BRANDMAIER

Die Oleanderdroge enthält eine Reihe von Cardenolidglykosiden, die sich durch relativ gute orale Resorption und eine geringere Neigung zur Kumulation als Digitoxin auszeichnen. Als Fertigarznei ist Oleander heute nur noch in einer fixen Kombination zusammen mit Extrakten aus Maiglöckchen, Adoniskraut und Meerzwiebel im Handel (SCOA, [Scilla, Convallaria, Oleander, Adonis], Miroton®). Alle genannten herzglykosidhaltigen Pflanzenextrakte zeichnen sich durch eine zusätzliche venokonstriktorische Wirkung aus, die sogar etwas länger anhält als die bekannte positiv inotrope. Dieser Effekt wurde im Tierexperiment auch für Oleander allein gezeigt (LEHMANN, 1984).

Der Einsatz pflanzlicher Extrakte spielt in der heutigen rationalen Therapie der Herzinsuffizienz eine geringe Rolle. Dies liegt u. a. an der geringeren oralen Verfügbarkeit, an unsicherer Dosierung und schlechterer Nachweisbarkeit im Blut im Vergleich zu Digitoxin und Digoxin (LOEW D. und LOEW A., 1994). In USA wird Oleander heute noch als ein Mittel der Erfahrungsmedizin gegen Lepra, Malaria und Geschlechtskrankheiten eingesetzt (CLARK et al. 1991).

Einige Erfahrungsberichte der 30er Jahre nennen die Vorteile der Oleanderdroge, die damals neu auf den Markt kam (Folinerin): Ausbleiben von unerwünschter Bradykardie und von Bigeminusstörungen (HOESSLIN, 1936; RÖNTSCH 1936), eine Normalisierung von Pulsunregelmäßigkeiten (CASTELLE-ROTHE, 1939), gute Diurese (THIELE, 1936), wenig Nebenwirkungen wie Übelkeit oder Erbrechen und die Möglichkeit der erfolgreichen Behandlung digitalis- oder strophantinresistenter Fälle (THIELE, 1936).

Diese Befunde entstammen allerdings reinen klinischen Einzelbeobachtungen und sind nicht durch prospektive klinische Studien heutigen Kenntnisstandes belegt.

Für Oleander und dessen Monozubereitungen waren nach ausführlicher Literaturrecherche des Verlages und vom Autor des Gutachtens selbst, nach einer detaillierten Nachfrage beim Hersteller des SCOA-Präparats und gemäß der

Monographie des ehemaligen BGA keine klinischen Studien aufzufinden. Somit erscheinen die hier diskutierten spär-
lichen und wenig belegten Untersu-
chungsergebnisse hinsichlich ihrer
Quantität und Qualität äußerst mangel-
haft für eine fundierte Beurteilung von
Risiken und Nutzen des Verfahrens in
bezug auf die beanspruchte Indikation.

Aufgrund der Substanzgruppe
scheint es berechtigt, auf eine vorhande-
ne positiv inotrope Wirkung des Präparats zu schließen. Die erwähnte venokonstriktorische Wirkung, die den therapeutischen Nutzen des Präparats begrün-
den könnte, konnte aufgrund mangeln-
der klinischer Studien bisher nicht über-
zeugend belegt werden.

................................................................

## Fazit

### Monopräparate

Oleander ist als Fertigarznei nicht verfügbar. Für die Dosierung des Pflanzen-
extrakts liegt wenig Erfahrung vor, zudem ist die Therapie durch die
schwierige Blutspiegelbestimmung kaum
überwachbar. Aus diesen Gründen können wir die Therapie mit einer Monozu-
bereitung von Oleander als obsolet betrachten.

### Kombinationspräparate

Die fixe Kombination aus herzglykosidhaltigen Pflanzenextrakten (SCOA, Mi-
roton®) wird entgegen dem Trend zu
Monopräparaten immer noch häufig
eingesetzt. So ist die Fertigarznei Miro-
ton® mit 237.000 Verordnungen im
Jahr 1993 immer noch an 15. Stelle der
gebrauchten Kardiaka zu finden
(SCHWABE und PFAFFRATH, 1994). In der
Indikation »leicht eingeschränkte Herzleistung bei Kreislauflabilität« scheint das
Präparat dank der ihm zugeschriebenen
venokonstriktorischen Eigenschaften als
nützlich erachtet zu werden.

................................................................

## Forschungsperspektive

Von Kritikern wird der immer noch
hohe Einsatz von herzglykosidhaltigen
Pflanzenextrakten mit nicht gesicherter
Wirkung in der rationalen Arzneimitteltherapie beklagt. Im Gegensatz zur Lehr-
meinung scheint das Präparat bei Ärzten
und Patienten aber gleichermaßen be-
liebt zu sein. Um die Vorteile pflanzlicher Präparate bei weiteren häufigem
Einsatz herauszuarbeiten, sollten die
ihnen zugeschriebenen Wirkungen in
klinischen Studien belegt werden. Von
Interesse sind dabei die venokonstriktorische Wirkung sowie die Dauer und
Stärke der positiv inotropen Wirkung im
angegebenen Dosierungsintervall. Da
offenbar keine dem heutigen Kenntnis-
stand entsprechende Studien vorliegen,
müssen Studien entsprechend der Palette
der klinischen Prüfungen, angefangen
von kleineren Studien an einem ausge-
wählten Patientengut bis hin zu größe-

ren Therapiestudien an einem entsprechend allgemeineren Patientengut, durchgeführt werden. Es bleibt dabei zu prüfen, ob die Studien gegen Plazebo durchgeführt werden können oder ob der aufwendigere Weg der Äquivalenzprüfung gegen Standardpräparate beschritten werden muß.

Bei dem heutigen Trend zu Monopräparaten ist allerdings fraglich, ob der sich ergebende Aufwand gerechtfertigt ist. Es wird somit den Gesetzen des Arzneimittelmarktes überlassen bleiben, ob solche Studien durchgeführt werden können und ob wir Gelegenheit haben werden, deren Ergebnisse an dieser Stelle kritisch zu würdigen.

## Literatur

CASTELLE-ROTHE A.: *Folinerin und die Behandlung der Herzmuskelerkrankungen, Therap. Gegenw. 80, 355-359 (1939)*

DE SMET P. A. G. M., KELLER K., HANSEL R., CHANDLER R. F.: *Adverse Effects of Herbal Drugs, Springer-Verlag, Berlin Heidelberg New York, 1993*

THIELE W.: *Herztherapie mit Folinerin, Med. Welt, 10, 1327-1330 (1936)*

SCHWABE U., PAFFRATH D.: *Arzneiverordnungs-Report 1994, Gustav Fischer Verlag, Stuttgart Jena, 1994*

*Die Arbeiten von:*
- CLARK R. F.(1991)
- HOESSLIN H. (1936)
- LEHMANN H. D. (1984)
- LOEW D., LOEW A. (1994)
- RONTSCH, H. (1936)
*sind bereits im klinischen Beitrag (Kapitel 08.16) zitiert.*

# Sektion 14, Homöopathie und verwandte Verfahren

EDITOR: M. WIESENAUER

# Klassische Homöopathie in Grundzügen

**Einführung. Theoretische Grundlagen, Das Vorgehen in der Praxis: Fallaufnahme; Fallanalyse; Literatur und Repertorisation; Therapie. Einfluß homöopathischer Strömungen. Organisatorische Aspekte. Literatur.**

MATTHIAS MEINHOLD

## Einführung

Die Begriffe »Klassische Homöopathie«, »Personotrope Homöopathie«, »Einzelmittel-Homöopathie« und »Hahnemannsche Homöopathie« werden synonym verwendet und teilweise der »Organotropen Homöopathie« und insbesondere der »Komplexmittel-Homöopathie« gegenübergestellt. Während bei letzterer die Lokalsymptomatik im Vordergrund steht, betrachtet die Klassische Homöopathie den Menschen und dessen Erkrankung unter einem ganzheitlichen Aspekt und mit der Fragestellung nach einer zugrundeliegenden chronischen Krankheitsdisposition.
Sie orientiert sich an den Grundregeln Hahnemanns, insbesondere am Organon (HAHNEMANN 1921) und an den Chronischen Krankheiten (HAHNEMANN 1835).
   Im folgenden werden die für die Klassische Homöopathie relevanten Definitionen aus Kapitel 14.02 Teil 1 aufgegriffen und ergänzt. Der Bezug zur täglichen homöopathischen Praxis wird hergestellt. Die Ergebnisse von klinischen Therapiestudien und Arzneimittelprüfungen sollen in gesonderten Beiträgen aufgegriffen werden und werden somit hier nicht gesondert dargestellt.

........................................................

## Theoretische Grundlagen

Auf grundsätzliche Für oder Wider an der Art der Erkenntnisgewinnung über Arzneiwirkungen, nämlich durch Anwendung am Gesunden, kann in diesem praktisch orientierten Beitrag nicht näher eingegangen werden, dies obliegt der Grundlagenforschung. Die Homöopathie versteht sich als eine Erfahrungsheilkunde, ihre Grundregeln leiten sich aus der Beobachtung der Arzneimittelwirkung auf den gesunden und erkrankten Menschen ab. Ein Ursache-Wirkungsprinzip im naturwissenschaftlichen Sinne, wie es der konventionellen Medizin in vielen Teildisziplinen zueigen ist, läßt sich auf die Homöopathie nicht anwenden. Es soll daher im folgenden versucht werden, homöopathische »Regeln«, welche mit naturwissenschaftlichen Methoden nicht überprüft bzw. bestätigt werden konnten, als solche zu kennzeichnen. Desweiteren muß hier offengelassen werden, inwieweit die stark empathische Beziehung bei diesem sehr zeitintensiven und stark patientenorientierten Verfahren ein zusätzliches Moment der Wirksamkeit darstellt.

## Arzneimittelprüfung am Gesunden

*Definition*
*Die Arzneimittelprüfung dient der Erforschung der Wirkung von Medikamenten. Dazu nehmen möglichst viele unterschiedliche Prüfer unter definierten Bedingungen ein (potenziertes) Medikament ein. Nach der Einnahme neu auftretende subjektive und objektive Befunde ergeben gesammelt das Arzneimittelbild* (nach HAHNEMANN 1921, §§ 105-155).

*Praxisbezug*
Die Arzneimittellehren (AML) fassen die Ergebnisse der Arzneimittelprüfungen (AMP) zusammen. Die AMP liefert einzelne Prüfsymptome. Diese werden zur schnelleren Wiederauffindbarkeit in sogenannten Repertorien (lat. reperri: wiederfinden) zusammengefaßt. Voraussetzung für eine wissenschaftlich fundierte homöopathische Therapie ist, daß die Einträge in einem Repertorium auch wirklich auf eine nach wissenschaftlichen Regeln durchgeführte Arzneimittelprü-

fung zurückzuführen und mit Quellenangaben versehen sind.

Viele homöopathische Ärzte verfügen über eigene Arzneierfahrungen, sei es als Patient oder als Teilnehmer an einer Arzneimittelprüfung, und sind somit empirisch mit der Wirkung homöopathischer Arzneien vertraut.

## Simile-Regel

*Definition*
*Nach der Simileregel wird zur Therapie dasjenige Arzneimittel ausgewählt, das bei Gesunden im Rahmen einer Arzneimittelprüfung ähnliche Symptome hervorruft, wie die Krankheit beim Patienten* (nach HAHNEMANN 1921, §§ 26-29, 106-107).

*Praxisbezug*
Entsprechend dem Leitsatz »similia similibus curentur« gilt es, die Ähnlichkeit zwischen den Symptomen, die die Arzneimittelprüfung am Gesunden zeigt (sog. Prüfsymptome) und den Symptomen, die der Patient zeigt, zu erarbeiten. Im Mittelpunkt steht bei der Klassischen Homöopathie nicht die Trefferquote bei der Repertorisation, sondern die inhaltliche Übereinstimmung zwischen dem Patienten und seinem Leiden mit dem Arzneimittel und dessen »Idee« des Arzneimittels. Insofern sind bei der Mittelwahl, die sich auf die Simileregel stützt, weitere Faktoren zu bedenken, insbeson-

dere die Auswahl der für die Mittelwahl wichtigen Symptome, ihre Hierarchisierung und Wertigkeit.

## Potenzierung

*Definition*
*Potenzierung oder Dynamisation beinhaltet sowohl eine Verdünnung als auch eine ganz spezifische Verfahrenstechnik* (nach HAHNEMANN 1991, §§ 269-270 und DELLMOUR 1993).

*Praxisbezug*
Die in der klassischen Homöopathie eingesetzten Potenzen werden durch Verdünnung unter Verreibung bzw. Verschüttelung hergestellt. In der Wahl der Mittelstärke, die durch die Potenzierung bestimmt wird (siehe auch Kapitel 14.02 Teil 1, Abschnitt »Potenzierung«) wird sich der Therapeut an den Symptomen des Patienten orientieren, insbesondere an der Intensität der Krankheitszeichen, der Dauer ihres Vorbestehens und an der Ebene ihrer Manifestation (Gemüts-, Allgemein- bzw. Lokalsymptome).

## Die Heringsche Regel

*Definition*
*»Bei einer echten Heilung verschwinden die Symptome fortschreitend von oben nach unten, von innen nach außen und in der umgekehrten Reihenfolge ihres Auftretens«* (KENT 1985).

*Praxisbezug*
Der Therapeut orientiert sich an dieser Regel, um die Ergebnisse der homöopathischen Therapie bzw. den Verlauf der Erkrankung einzuschätzen. Er erwartet, daß entsprechend der Heringschen Regel eine Erkrankung im Körper des Patienten von oben nach unten und von innen nach außen abheilen bzw. von unten nach oben und von außen nach innen fortschreiten wird. So wird beispielsweise bei einer Neurodermitis damit gerechnet, daß eine Ausbreitung der Hautsymptome von den Beinen auf den Rumpf bzw. die Arme erfolgt oder bei einer Verbesserung der Hautsymptomatik das Auftreten von Atmungsproblemen zu beobachten sein wird. Verändern sich die Symptome unter einer Behandlung in dieser Weise, so wird mit einem Fortschreiten der Erkrankung (und nicht einem Heilungsverlauf) gerechnet. Das homöopathische Mittel muß abgesetzt und überdacht werden.

Folgen dagegen die Symptome im Heilungsverlauf der Heringschen Regel, so wird dies günstig beurteilt. Für die homöopathische Praxis bedeutet dies jedoch auch, daß Hautsymptome die Wanderung der Erkrankung nach außen anzeigen, und mit ihrem Verschwinden erst gegen Abschluß einer Therapie gerechnet werden darf.

Eine Sonderstellung nimmt das Auftreten alter, bekannter Symptome ein, deren Erscheinen als Hinweis auf die richtige Mittelwahl und einen Gesundungsprozeß gesehen werden kann. Eine sorgfältige Beobachtung des Therapieverlaufes ist zur Abgrenzung von Prüfsymptomen erforderlich, die das Absetzen der Mittelgabe erfordern.

## Causa/Unterdrückung

Der Therapeut versucht stets, die Krankengeschichte bis zum Anfang der vorliegenden Erkrankung zurückzuverfolgen und mögliche Ursachen in Betracht zu ziehen. So berichten beispielsweise immer wieder Anwender über erfolgeiche Behandlungen (auch nach vielen Jahren) von Arnica bei Verletzungsfolgen, von Dulcamara bei Unterkühlungsfolgen, von Thuja bei Impffolgen oder von Sulfur bei Unterdrückungsfolgen, um nur einige Beispiele zu geben.

*Beschreibung bei Hahnemann*
Causa
*»Als Beihülfe der Heilung dienen dem Arzte die Data der wahrscheinlichsten Veranlassung der acuten Krankheit ...«* (HAHNEMANN 1921, § 5).

Unterdrückung
Wird ein *»Symptom durch äußere Mittel örtlich vernichtet, so ersetzt es die Natur durch Erweckung des innern Leidens und der vorher schon neben dem Local-Übel bestandenen, bisher noch schlummernden übrigen Symptome, das ist, durch Erhöhung der innern Krankheit«* (HAHNEMANN 1921, § 202).

*Praxisbezug*
Faßt man das Krankheitsgeschehen als die Äußerung einer inneren Störung auf, führt jede äußerliche Behandlung zu einer, aus homöopathischer Sicht, Unterdrückung von Symptomen. Diese Unterdrückung bewirkt, daß sich das Gemüt oder der Körper nicht auf die ursprünglich auf die von ihm vorgesehene Weise äußern kann und führt in der Regel zu einer »Symptomverschiebung«, das heißt, man zwingt den Körper bzw. das Gemüt, sich ein anderes Ventil zu suchen und verlagert dadurch in der Regel die Krankheit auf eine kompliziertere Ebene. Als ein typisiches Beispiel gilt Asthma als Folge der Cortisonbehandlung einer Neurodermitis.

## Chronische Krankheiten (Miasmen)

Der Begriff Miasma leitet sich aus dem Griechischen (miasma: Fleck, Makel) ab und wurde von Hahnemann als das Urübel betrachtet, das den Boden für die weitere Krankheitsentstehung bildet. Man kann sich unter dem Miasma auch eine Art Krankheitsreaktionsform vorstellen, einen ererbten bzw. erworbenen, krankhaften Zustand des Menschen, der durch willkürliche und unnatürliche

Unterdrückung akuter Leiden entsteht, und der dauerhaft das Terrain für viele andere chronische Leiden bildet.

Das Verständnis der Miasmen gehört zu den schwierigen Kapiteln der Homöopathie und wird deswegen in dieser Einführung bewußt knapp gehalten. Eine intensivere Auseinandersetzung würde die Kenntnis der »Chronischen Krankheiten« Hahnemanns erfordern und damit den Rahmen dieses Werkes sprengen.

*Beschreibung nach Hahnemann*
*»Jedes dieser Miasmen war schon im Besitze des ganzen Organismus, und hatte ihn schon in allen seinen Theilen durchdrungen, ehe dessen primäres, stellvertretendes und den Ausbruch verhütendes Local-Symptom (bei der Psora der Krätz-Ausschlag, bei der Syphilis der Schanker oder die Schooßbeule und bei der Sykosis die Feigwarze) zum Vorschein kam. Werden nun diesen Miasmen, ihre genannten, stellvertretenden, und das innere Allgemeinleiden beschwichtigenden Local-Symptome, durch äußere Mittel geraubt, so müssen unausbleiblich, die, vom Urheber der Natur jedem bestimmten, eigenthümlichen Krankheiten bald oder spät zur Entwickelung und zum Ausbruche kommen ... «* (nach HAHNEMANN 1921, § 204)

*Praxisbezug*
Bei der Entwicklung der homöopathischen Lehre wurde Hahnemann, auch bei Beachtung aller von ihm bisher aufgestellter Leitsätze, immer wieder mit der Frage konfrontiert, warum scheinbar gut gewählte Arzneimittel keine dauerhafte Heilung erbracht haben. Bei der Erforschung dieser Frage gelangte er zu der Erkenntnis, daß neben den akuten Erkrankungen, wie z. B. Masern oder Röteln, auch ein sogenanntes »Urübel« existieren muß, dessen Behandlung, wenn sie zum Erfolg führen soll, differenzierteren Gesetzen als denen bei der Behandlung akuter Erkrankungen gehorchen muß. So erkannte Hahnemann, daß nicht alle homöopathischen Mittel zur Behandlung dieses »Urübels« zu gebrauchen waren. Die zur Behandlung der Miasmen erfolgreichen Mittel bezeichnete er als antimiasmatische Mittel. Hahnemann unterteilte die Miasmen in drei verschiedene Typen: Die Psora oder Krätze, die Sykose oder Gonorrhoe, die Syphilis oder das luesinische Miasma (HAHNEMANN 1835, Band 1, S. 11).

J. H. Allen betrachtet die Tuberkulinie als eine Mischung des psorischen mit dem syphilitischen Miasma und versuchte, dieses als das vierte, tuberkulinische Miasma in die Homöopathie einzuführen. Er verwendete dazu den Begriff Pseudopsora und wies darauf hin, daß damit nicht der klinische Tuberkulosebefall, sondern das ererbte oder erworbene Miasma gemeint sei (ALLEN 1984). Da die Diskussion, inwieweit die Tuberkulinie nicht auch als psorisch-sykotisches Miasma oder vielleicht auch nur als tuberkulinische Diathese ohne die Charakteristika eines Miasmas (siehe unten) zu betrachten ist, unter den homöopathischen Ärzten noch nicht abgeschlossen ist, wird sich im Folgenden auf die drei klassischen Miasmen Hahnemanns bezogen.

Die überwiegende Zahl an Patienten, die sich für eine klassisch homöopathische Behandlung entscheiden, tun dies erfahrungsgemäß aus Anlaß einer im homöopathischen Sinne chronischen Erkrankung. Die erforderliche (konstitutionelle) Behandlung strebt eine tiefgreifendere und längerfristige Therapie an.

### Das Psorische Miasma

*Beschreibung nach Hahnemann*
»*Die Psora ist es, jene älteste, allgemeinste, verderblichste und dennoch am meisten verkannte, chronisch-miasmatische Krankheit, welche seit vielen Jahrtausenden die Völker verunstaltete und peinigte, seit den letzten Jahrhunderten aber die Mutter aller der Tausende unglaublich verschiedener (akuter und) chronischer (unvenerischer) Übel geworden ist, von denen jetzt das cultivirte Menschengeschlecht auf der ganzen bewohnten Erde mehr und mehr heimgesucht wird.*« (HAHNEMANN 1835, S.11)

*Praxisbezug*
Bei der Durchsicht der Krankengeschichten seiner Patienten beobachtete

Hahnemann bei den meisten chronisch Kranken Krätzeerkrankungen oder krätzeähnliche Hauterscheinungen. Auch heute lassen sich in der Praxis Hauterkrankungen beobachten, die in vielen Symptomen der von Hahnemann geschilderten Krätze ähneln. Gerade bei den Hauterkrankungen wie Neurodermitis oder Psoriasis spielt aus homöopathischer Sicht die Unterdrückung der lokalen Symptomatik – früher durch die weit verbreitete Anwendung von zink- und quecksilberhaltigen Salben, heutzutage zum Beispiel durch Cortison – und die möglichen Folgen einer solchen Unterdrückung, wie zum Beispiel Asthma bronchiale, eine große Rolle.

Das Psorische Miasma entsteht folglich aus der Unterdrückung krätzeartiger Hautausschläge, galt zu Hahnemanns Zeiten als das am stärksten verbreitete Miasma und zeichnet sich durch einen allgemeinen Reaktionsmangel aus, der sich auf den verschiedenen Erkrankungsebenen unterschiedlich äußert, zum Beispiel auf der Gemütsebene Gefühl des Verlassenseins, Ängstlichkeit, Schuldgefühle, alle Symptome der körperlichen Schwäche, ständiges Frieren, Schwindel, Verstopfung.

### Das Sykotische Miasma

*Beschreibung nach Hahnemann*
»*Man kannte bisher nur die Syphilis einigermaßen als eine solche chronisch-miasmatische Krankheit, welche ungeheilt*

*nur mit dem Ende des Lebens erlischt. Die, ungeheilt, gleichfalls von der Lebenskraft unvertilgbare Sykosis (Feigwarzenkrankheit) erkannte man nicht als eine innere chronisch miasmatische Krankheit eigner Art, wie sie doch unstreitig ist und glaubte sie durch Zerstörung der Auswüchse auf der Haut geheilt zu haben, ohne das fortwährende, von ihr zurückbleibende Siechthum zu beachten.«* (HAHNEMANN 1921, § 79)

*welches seit fast viereinhalb Jahrtausenden die Quelle anderer chronischer Übel gewesen, ist das der eigentlich venerischen, der Schanker-Krankheit (Syphyllis), welche jedoch nur in dem Falle Schwierigkeiten beim Heilen macht, wenn sie schon mit weit entfalteter Psora verwickelt (kompliziert) ist – mit der Sykosis ist diese nur selten kompliziert, dann aber gewöhnlich auch zugleich mit Psora.«* (HAHNEMANN 1835, S. 108)

*Praxisbezug*
Während die heutige Sykosis (Gonorrhoe) sich vorwiegend in Symptomen wie eitriger Ausfluß aus der Harnröhre, ggf. Haut- und Gelenkbeschwerden äußert, stand sie zu Hahnemanns Zeiten, als die fehlende Möglichkeit einer antibiotischen Behandlung noch das volle Spektrum der Gonorrhoe zeigte, stellvertretend für Neubildungen, Wucherungen, Eutrophie, Hyperplasie und Überfunktion (HAHNEMANN 1921, §§ 202-204). Das Sykotische Miasma zeichnet sich durch die Unterdrückung von Ausscheidungen aus und zeigt einen überschießenden Charakter. Auf der Gemütsebene beobachtet man Übertreibung, Hysterie und Extrovertiertheit.

*Praxisbezug*
Das Syphilitische Miasma zeigt einen destruktiven Charakter. Auf der Gemütsebene beobachtet man Zerstörungssucht, Brutalität und Verzweiflung, auf der körperlichen Ebene Ulcera, Hämorrhagien und brennende, bohrende, reißende oder krampfartige Schmerzen.

Hinweise zum Einfluß der Miasmen auf die Einschätzung des Falles und auf die Mittelwahl finden sich in dem Kapitel »Einfluß homöopathischer Strömungen« weiter unten im Text.

................................................................

## Das Vorgehen in der Praxis

### Das Syphilitische Miasma

*Beschreibung nach Hahnemann*
*»Das zweite, weiter als die Feigwarzenkrankheit verbreitete, chronische Miasma,*

### Fallaufnahme

Die Kontaktaufnahme des Patienten geschieht in der Regel telefonisch. Da in vielen Fällen die Besonderheiten einer klassisch-homöopathischen Praxis (siehe

*Klassische Homöopathie*

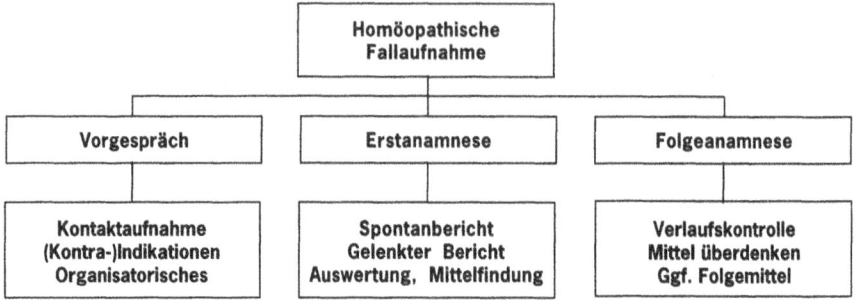

Abb. 1: *Die homöopathische Fallaufnahme*

auch »Erstattung«) nicht geläufig sind, hat es sich bewährt, dem Patienten vor dem ersten Termin eine Patienteninformation zuzuschicken. Diese sollte folgende Punkte enthalten:

– Eine kurze Einführung in die Homöopathie, mit Literaturhinweisen (VITHOULKAS 1991 o. a.)
– Hinweise zum Verlauf einer homöopathischen Behandlung (Fallaufnahme, Folgetermine)
– Kosten der Behandlung und Kostenerstattung.

Der Ablauf ist in Abb. 1 dargestellt.

**Vorgespräch**

Das Vorgespräch dient zur Erklärung der homöopathischen Vorgehensweise, sowohl auf medizinischer als auch auf organisatorischer und finanzieller Ebene und eröffnet die homöopathische Fallaufnahme. Es dient – wie bei jeder intensiveren bzw. längerfristigeren Thera-

pie üblich – der Kontaktaufnahme und der Einschätzung der Indikation und Kontraindikation der homöopathischen Behandlung.

Steht der Patient bereits unter einer lebensnotwendigen und unverzichtbaren Medikation (Insulin, Gerinnungsfaktoren o. ä.), so wird diese beibehalten und das Therapieziel besteht in der Linderung der Beschwerdesymptomatik und, soweit möglich, in der Reduktion der bisher eingesetzten Mittel.

Da Indikation und Kontraindikation der homöopathischen Therapie auch von dem Erfahrungsstand und dem Verantwortungsbewußtsein des Behandlers abhängen, fällt es schwer, hierzu generell verbindliche Angaben zu machen.

Prinzipiell gelten für die alleinige homöopathische Therapie folgende Kontraindikationen:

■ Erkrankungen, die eine kontinuierliche Gabe bzw. Substitution eines Mittels fordern

- Erkrankungen, die eine intensivmedizinische oder chirurgische Intervention erfordern und somit keinen Zeitaufschub zum Einsetzen einer möglichen homöopathischen Wirkung dulden (Organperforation u. a.).

Die Prinzipien der Homöopathie zeigen, daß es sich um eine phänomenologische Therapieform handelt, die sich vorrangig an den erkennbaren Krankheitszeichen des Patienten orientiert, ohne primär eine Ursache-Wirkungs-Beziehung herzustellen (Ausnahme: Berücksichtigung einer Causa). Dieses Vorgehen bedingt auch eine unterschiedliche Form der Anamneseerhebung: Während die Schulmedizin eine Zusammenstellung aller Daten anstrebt und dabei den naturwissenschaftlichen Daten (Laborwerten, Histologie, bildgebenden Verfahren) eine besondere Bedeutung zumißt, stellt die Homöopathie das Erleben des Patienten in den Mittelpunkt der Fallaufnahme. Für die Anamnese heißt dies, daß den Ausdrücken des Erlebens und Fühlens des Patienten möglichst unbegrenzt Platz eingeräumt wird.

### Anamnese

*Erstanamnese*
Die Anamnese nimmt in der Homöopathie eine zentrale Stellung ein. Die §§ 83-104 und §§ 139-192 des Organon (HAHNEMANN 1921) sind diesem Kapitel gewidmet, die §§ 83 und 84 seien zur allgemeinen Anleitung aufgeführt:

### § 83
*»Diese individualisirende Untersuchung eines Krankheits-Falles, wozu ich hier nur eine gebe und wovon der Krankheits-Untersucher nur das, für den jedesmaligen Fall Anwendbare beibehält, verlangt von dem Heilkünstler nichts als Unbefangenheit und gesunde Sinne, Aufmerksamkeit im Beobachten und Treue im Aufzeichnen des Bildes der Krankheit.«*

### § 84
*»Der Kranke klagt den Vorgang seiner Beschwerden; die Angehörigen erzählen seine Klagen, sein Benehmen, und was sie an ihm wahrgenommen; der Arzt sieht, hört und bemerkt durch die übrigen Sinne, was verändert und ungewöhnlich an demselben ist. Er schreibt alles genau mit den nämlichen Ausdrücken auf, deren der Kranke und die Angehörigen sich bedienen. Wo möglich läßt er sie stillschweigend ausreden, und wenn sie nicht auf Nebendinge abschweifen, ohne Unterbrechung (Fußnote: Jede Unterbrechung stört die Gedankenreihe der Erzählenden und es fällt ihnen hinterdrein nicht alles genau so wieder ein, wie sie es Anfangs sagen wollten.). Bloß langsam zu sprechen ermahne sie der Arzt gleich Anfangs, damit er dem Sprechenden im Nachschreiben des Nöthigen folgen könne.«*

*Klassische Homöopathie*

---

**VORGESPRÄCH**

**Spontanbericht**
1. Was macht Ihnen zu schaffen?
2. Haben Sie noch etwas bemerkt?

**ERSTANAMNESE**

**Gelenkter Bericht**
3. Wie sehen die Symptome zum jetzigen Zeitpunkt genau aus? (Causa/Modalitäten/Orte/Empfindungen, warum, wie, wo, was, wodurch beeinflußt, verschlimmert oder verbessert?)
4. Bis wann waren Sie gesund?
5. Wann hat was angefangen?
6. Wie war Ihre damalige Lebenssituation?
7. Gibt es weitere Erkrankungen (ggf. Kopf-Fuß-Schema), Unfälle, Operationen oder Schicksalsschläge, die bisher noch nicht erwähnt worden sind?

**Nichthomöopathische Medikamente**
8. Welche Medikamente bzw. Salben setzen sie derzeit zur Behandlung welcher Symptome ein?
9. Welche Medikamente und Salben haben sie früher angewendet?
10. Ist ein Teil Ihrer jetzigen Probleme auf die Einnahme von Medikamenten zurückzuführen?
11. Nehmen Sie Genußmittel wie Alkohol, Kaffee, Tee, Tabak und andere Stimulantien zu sich?
12. Welche Impfungen haben sie erhalten, wie haben sie diese vertragen?

**Direkte Befragung**
13. Sind Sie eher hitzig oder frostig? (Ggf. Schweißsymptome)
14. Trinken Sie viel oder wenig?
15. Worauf haben Sie Heißhunger, wogegen besteht eine Abneigung? Was vertragen sie nicht? (Lebensmittel, Kontaktallergie)
16. Wie geht es Ihnen zu verschiedenen Zeiten des Tages und der Nacht?
17. Spüren Sie den Mond, ein bestimmtes Wetter oder den Wetterwechsel?
18. In welcher Position schlafen Sie ein? Gibt es Träume, die wiederkehren oder die Sie außergewöhnlich beeindruckt haben?
19. Wie ist es mit Ihrer Periode? (Rhythmus/Schmerzen/Ausfluß)
20. Haben Sie Schwierigkeiten im Bereich der Sexualität?
21. Wie geht es Ihnen stimmungsmäßig? (Stimmungsschwankungen, Schwermut u. a.)
22. Was ist für Sie typisch?

**Krankheiten der Vorfahren**
23. Können Sie sich an Erkrankungen Ihrer Vorfahren und aus der Verwandtschaft erinnern?

---

Abb. 2: *Die homöopathische Fallaufnahme*

Die homöopathische Fallaufnahme umfaßt die Erst- und die Folgeanamnese. Beiden gemeinsam ist nach den o. a. Ausführungen Hahnemanns die Unterteilung in einen Spontanbericht und einen gelenkten Bericht.

Beim Spontanbericht schildert der Patient den Grund seines Kommens und seine Beschwerden, ohne unterbrochen zu werden. Der Therapeut protokolliert diese Sitzung mit den Worten des Patienten.

Ein Beispiel eines Fragenkatalogs zur Fallaufnahme zeigt Abb. 2.

Folgende Schwerpunkte sind neben dem Spontanbericht und dem gelenkten Bericht von Bedeutung:
- Familienanamnese
  (schwere Erkrankungen und Todesursachen wie Krebs, Tuberkulose, Zuckerkrankheit, Hauterkrankungen, Geschlechtskrankheiten, Allergien, Herzkrankheiten, Nerven- und Gemütsleiden). Wird von den Anwendern insbesondere im Hinblick auf eine »miasmatische« Betrachtung für wichtig erachtet.
- Soziale Anamnese
  Stellung innerhalb der Familie (Einzelkind, jüngstes Kind), Familienstand (ledig, verheiratet, Beruf, Wohnungssituation, Beziehungssituation, Verhältnis zu den Eltern, Kindheit). Diese Erhebung gibt in der homöopathischen Behandlung

häufig wertvolle Hinweise auf charakteristische Verarbeitungweisen bei den menschlichen Grundkonflikten (Angst, Kränkung, Trauer, Trennung u. a.)
- Fremdanamnese
  Bei Kindern, bei sehr geschwächten oder nicht orientierten Patienten können die nötigen Informationen über die Angehörigen eingeholt werden. Der Patient steht jedoch weiterhin im Mittelpunkt der Wahrnehmung.

*Folgeanamnese*

Bei der Folgeanamnese geht es um die Frage, ob und in welchem Maße ein verabreichtes homöopathisches Medikament Einfluß auf den Krankheitsverlauf genommen hat. Dazu wird dem Patienten nach Verabreichung des Mittels ein Verlaufsbogen mitgegeben, auf dem er sich entsprechende Notizen macht.

Beim Ausfüllen des Verlaufsbogen (Abb. 3) sollte der Patient sich folgende Fragen stellen:
- *Wie* sehen die Symptome *genau* aus? Zum Beispiel Schmerz: brennend, pochend, stechend etc.
- *Was* verbessert bzw. verschlechtert die Symptome? Zum Beispiel Kälte, Wärme, Ruhe, Bewegung u. a.
- *Wo* sind sie lokalisiert? Zum Beispiel Hinterkopf, ausstrahlend in den Nacken, links mehr als rechts, etc.

*Klassische Homöopathie*

**VERLAUFSBOGEN**

**(Bitte beachten Sie die Hinweise zum Ausfüllen auf der Rückseite!)**

| Datum | Was hat sich verändert?<br>Bitte notieren Sie hier schematisch alle Veränderungen,<br>die Sie seit Einnahme des Arzneimittels an sich bemerkt haben. |
|---|---|
| Am ........ ......... | Erstmalige Einnahme von  ...... ......   ...... .....     ..... ...   ...  ..... |
| | |

- *Warum* könnten sie aufgetreten sein? Zum Beispiel nach Durchnässung, Kränkung, Vergiftung, Streß u.a.
- *Seit wann* besteht das Symptom, ist es ggf. früher schon einmal aufgetreten? Zum Beispiel: wie 1982 nach der Mandeloperation.

## Fallanalyse

### Symptom und Modalität

Das Wort Symptom nimmt in der Homöopathie eine zentrale Stellung ein und beschreibt im homöopathischen Sprachgebrauch ein Zeichen oder Merkmal des Patienten (z. B. Gemüt – diktatorisch, herrisch, dogmatisch, despotisch), bzw. seiner Erkrankung (z.B. Hautausschlag/ Modalitäten – waschen verschlechtert).

Während die moderne Medizin den Begriff Symptom für Krankheitszeichen verwendet, spricht man in der Homöopathie auch dann noch von einem Symptom, wenn es sich, wie das oben aufgeführte Beispiel zum Thema Gemüt zeigt, um nicht pathologische Zustände handelt.

Symptome können den gesamten Patienten oder nur einen Teil desselben betreffen, sie können eine Schlüsselrolle (Schlüsselsymptom, Beispiel: Kopf – Schmerz – betäubend, die Besinnung raubend – Bewegung, bei – Ruhe, und in der; calc. 3-wertig als einziges Mittel) einnehmen, eine Ursache (ätiologisches Symptom, Beispiel: Brust – Blutung – Pneumonie, als Folge von), den Allgemeinzustand oder nur eine Lokalität betreffen, sie können gewöhnlich oder ungewöhnlich (Beispiel: Kopfschmerzen/ allgemein – menses – während – besser) erscheinen, sie werden präzise (Als-ob-Symptom, Beispiel: Kopf – Beben, Wakkeln, Gefühl von – Gehirn wackeln würde, als ob das) oder unscharf beschrieben und charakterisieren einen Krankheitszustand vollständig oder unvollständig. Einen Überblick über den Inbegriff der Symptome findet sich bei BRAUN (1985).

Die Gesamtheit der Symptome beschreibt den Patienten und seine Erkrankung. Die Umstände, unter denen sich ein Symptom verschlimmert oder bessert, bezeichnet man als Modalitäten.

### Auswahl, Wertigkeit und Rangordnung der Symptome

Um zu unterscheiden, welche Symptome wir für die Mittelwahl berücksichtigen, müssen aus der Dokumentation diejenigen Symptome herausgefiltert werden, die für die Bewertung und Therapie des Falles von Bedeutung sind. Hahnemann hat in den §§ 153 und 211 der 6. Auflage des Organon (HAHNE-MANN 1921) einen entscheidenden Hinweis gegeben:

### § 153

*»Bei dieser Aufsuchung eines homöopathisch specifischen Heilmittels, das ist, bei dieser Gegeneinanderhaltung des Zeichen-Inbegriffs der natürlichen Krankheit gegen die Symptomenreihen der vorhandenen Arzneien um unter diesen eine, dem zu heilenden Übel in Ähnlichkeit entsprechende Kunstkrankheits-Potenz zu finden, sind die auffallendern, sonderlichen, ungewöhnlichen und eigenheitlichen (charakteristischen) Zeichen und Symptome (§ 156) des Krankheitsfalles, besonders und fast einzig fest in's Auge zu fassen; denn vorzüglich diesen, müssen sehr ähnliche, in der Symptomenreihe der gesuchten Arznei entsprechen, wenn sie die passendste zur Heilung*

*sein soll. Die allgemeinern und unbestimmtern: Eßlust-Mangel, Kopfweh, Mattigkeit, unruhiger Schlaf, Unbehaglichkeit u.s.w., verdienen in dieser Allgemeinheit und wenn sie nicht näher bezeichnet sind, wenig Aufmerksamkeit, da man so etwas Allgemeines fast bei jeder Krankheit und jeder Arznei sieht.«*

### § 211

*Dieß* (die Veränderung der Gemütssymptomatik unter dem Einfluß einer Erkrankung) *geht so weit, daß bei homöopathischer Wahl eines Heilmittels, der Gemüthszustand des Kranken oft am meisten den Ausschlag giebt, als Zeichen von bestimmter Eigenheit, welches dem genau beobachtenden Arzte unter allen am wenigsten verborgen bleiben kann.*

### Auswahl der Symptome

Ausgewählt wird der Inbegriff der Symptome, das heißt die Symptome, die den Menschen in seiner Eigenart und in seiner Erkrankung vollständig beschreiben. Dabei wird zwischen den allgemeinen Symptomen, die den Patienten in seiner Erkrankung aus ganzheitlicher Sicht beschreiben und den individuellen Lokalsymptomen, mit denen der Patient seine Wahrnehmung an einem bestimmten Ort beschreibt, unterschieden.

### Wertigkeit

Nicht alle Symptome sind gleichwertig. Am wertvollsten sind Symptome, die

Klassische Homöopathie

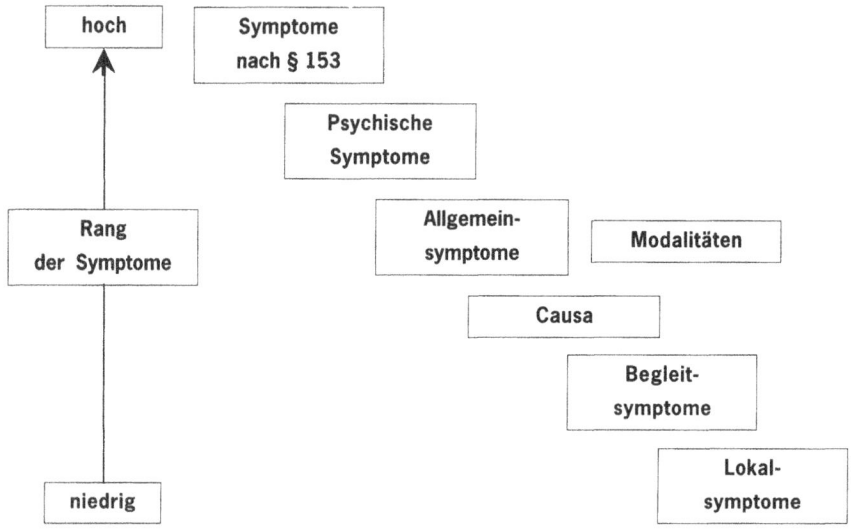

Abb. 4: *Der Rang der Symptome (nach Köhler 1988)*

vollständig beschrieben sind (sie enthalten ggf. die Ätiologie, die Modalität, Begleit- und Lokalsymptome) und genügen darüber hinaus dem § 153, d. h. sie sind auffalllend und sonderlich.

*Die Rangordnung der Symptome*
Nach KÖHLER G. (1988) läßt sich eine Rangodnung der Symptome erstellen, wenn dabei folgende zwei Faktoren berücksichtigt werden:
- Personale Wertigkeit, gegeben durch die zentrale Stellung des Symptoms
- Qualität, gegeben durch die (im Idealfall spontane) präzise und vollständige Schilderung eines intensiv erlebten Symptoms.

Die zentrale Stellung des Symptoms verdeutlicht Abb. 4.

Bei der Auswertung eines Falles besteht die Aufgabe des Therapeuten darin, aus der Aufzeichnung der Fallaufnahme alles Wahrgenommene auf die homöopathische Verwertbarkeit hin zu überprüfen. Als homöopathisch verwertbar gelten zum einen alle Äußerungen und Wahrnehmungen, die sich als ein homöopathisches Symptom formulieren lassen, so wie es in einem Symptomenkatalog (Repertorium) aufgelistet ist; zum anderen kann der Therapeut das an dem Patienten Wahrgenommene direkt mit den Erfahrungsberichten aus der homöopathischen Literatur vergleichen und durch Analogien zum Patientenfall Rückschlüsse auf bestimmte homöopathische Mittel ziehen.

## Literatur und Repertorisation

Die homöopathische Literatur läßt sich in die Bereiche Grundlagenliteratur, Repertorium und Arzneimittellehren gliedern.

Zur Auswertung einer Anamnese werden klassischer Weise Repertorien und Arzneimittelehren herangezogen, doch kann mit der computerunterstützten Repertorisation (siehe unten) auch die Grundlagenliteratur in die Suche nach der Auswertung dienlichen Hinweisen einbezogen werden.

### Grundlagenliteratur

Hierzu zählen alle Bücher, die sich mit den Grundlagen der Homöopathie beschäftigen. Neben den bekanntesten Werken von Hahnemann, dem Organon (HAHNEMANN 1921) und den Chronischen Krankheiten (HAHNEMANN 1835) finden sich hier auch Schriftstücke, die sich mit der Theorie der Homöopathie im Allgemeinen (MILLER 1983) oder mit ihren Variationen im Speziellen (siehe unten, »Einfluß homöopathischer Strömungen«) auseinandersetzen.

### Repertorien

Der Wunsch, sich einen schnellen Überblick über die Ergebnisse der Arzneimittelprüfungen zu schaffen, führte zu einer alphabetischen, stichwortartigen Auflistung der Prüfsymptome (Repertorium). Schlägt man unter einem bestimmten Symptom nach, z. B. »pulsierender Kopfschmerz mit rotem Kopf, während der Periode«, findet man dort alle Mittel, die dieses Symptom im Gesunden hervorgerufen bzw. beim Kranken geheilt haben. Somit dient das Repertorium als Gedächtnisstütze und als Hinweis auf weitere Mittel zu diesem Symptom.

Schon Hahnemann unternahm die ersten Schritte, seine Informationen in einer Art Repertorium zu strukturieren. Es erschien in Leipzig 1805 unter dem Namen »Fragmenta de viribus medicamentorum«. Doch blieb es seinem Schüler Clemens von Boenninghausen vorbehalten, 1832 das erste gebrauchsfähige Repertorium herauszugeben.

1887–1899 entstand unter der Aufsicht von J.T. Kent das auch heute noch gebräuchlichste Repertorium (KENT 1991), das gleichzeitig das erste »vollständige« Repertorium nach dem Kopf-zu-Fuß-Schema war. Die meisten neueren Repertorien bauen auf diesem Werk auf und/oder sind Erweiterungen dieses Repertoriums.

Grundsätzlich kommen die Arzneimittel in den Rubriken des Repertoriums in verschiedenen Graden vor:

*1. Grad:* Das Symptom ist in einer Arzneimittelprüfung dieses Mittels bei einem Prüfer aufgetreten.

*2. Grad:* Das Symptom ist in einer oder mehreren Arzneimittelprüfungen dieses Mittels bei unterschiedlichen Prüfern aufgetreten.

*3. Grad:* Das Symptom ist immer wieder in Arzneimittelprüfungen aufgetreten und bestätigt worden oder bei der Behandlung mit diesem Mittel verschwunden.

In einigen Repertorien existieren auch Mittel im 4. Grad. Wenn in einer Rubrik ein solches Mittel steht, gilt dies als eine Keynote, eine ganz besonders bewährte Rubrik für dieses Mittel.

### Arzneimittellehren

Der häufig verwendete Begriff »Arzneimittellehre« umfaßt sowohl die Materia Medica, als auch die Literatur, in der die Arzneimittel in Form von Arzneimittelbildern (anschaulichen Beschreibungen und Persönlichkeitsbildern) erklärt und deutlich gemacht werden (z. B. VITHOULKAS 1986/1, COULTER 1990 und 1991).

Die Materia Medica ist eine Zusammenstellung der Symptome, nach Arzneimitteln sortiert. Hier findet man sämtliche bekannten Symptome eines Arzneimittels.

Es gibt kleinere Arzneimittellehren, die nur wenige aber wichtige Symptome der einzelnen Mittel erwähnen, bzw. nur bekanntere Arzneimittel beinhalten, und sehr umfangreiche Arzneimittellehren. Die Spannweite reicht von den »Keynotes homöopathischer Arzneimittel«, in denen von Lippe 10 bis 30 Symptome pro Mittel bei ca.100 Arzneimitteln beschreibt (LIPPE 1989), bis zur »Encyclopedia of pure Materia Medica« von T.F. Allen in 12 Bänden mit 100 bis 4.000 Symptomen bei jedem der ca. 800 Mittel (ALLEN 1992).

### Computer

Auch in die Homöopathie hat die EDV Einzug gehalten. Erste Ansätze reichen in das Jahr 1979 zurück (EICHELBERGER 1995). Die damaligen Programme erlaubten, Symptome aus dem Kentschen Repertorium anzuwählen und samt ihrer Mittel unter einem Patientennamen abzuspeichern. Die Ergebnisse der Repertorisation wurden entweder nach Treffern (Anzahl der Symptome, die ein Mittel abdeckt) oder nach Wertigkeit (Summe der Wertigkeitsgrade über alle getroffenen Symptome) geordnet.

Der Fortschritt der EDV hat dem Anwender schnellere und komplexere Programme beschert. Die Stichwortsuche ermöglicht den direkten Zugriff auf Symptome, ohne daß dem Anwender die inhaltliche Struktur des Repertoriums bekannt sein muß. Die Stichwortsuche, mit immer feineren Suchalgorithmen versehen, wird mittlerweile auf die gesamte Materia medica (große Programme umfassen derzeit mehr als 300 Quellenangaben) ausgedehnt und hat sich als Repertorisationshilfe fest etabliert.

Kritiker der Computer-Repertorisation weisen auf die Gefahren für die ›Reine Lehre‹, wie die streng an Hahnemann orientierte Homöopathie bezeichnet wird, und für die wissenschaftliche Homöopathie hin. Durch Quantität statt Qualität könnten ungeprüfte Einträge in die Literatur Einzug halten. Der Computer verleite dazu, eher zu viele Rubriken zu berücksichtigen, wobei die Idee des Falles und des Mittels verloren gehen könne. Verfechter der Computer-Repertorisation hingegen verweisen auf die schnellere Auswertung und den immensen Lerneffekt.

So bleibt dem Anwender dieser Methode nur das zu tun übrig, was Hahnemann schon damals geahnt hatte:

*»Aber dieses mühsame, zuweilen sehr mühsame Aufsuchen und Auswählen des, dem jedesmaligen Krankheits-Zustande in allen Hinsichten homöopathisch angemessensten Heilmittels, ist ein Geschäft, was ungeachtet aller lobwerthen Erleichterungs-Bücher, doch noch immer das Studium der Quellen selbst und zudem vielseitige Umsicht und ernste Erwägung fordert, ...«* Anmerkung zu § 148, (HAHNEMANN 1921)

## Therapie

Nach Abschluß der homöopathischen Erstanamnese und deren Auswertung beginnt die homöopathische Therapie. Vor der Mittelgabe wird der Patient über deren Besonderheiten aufgeklärt.

Dabei sollten die Themen Dauer und Ziel der Behandlung, Erstreaktion, bisherige Medikation, Ernährungs- und Lebensweise angesprochen werden.

Die homöopathische Heilung wird als ein harmonischer Vorgang gesehen, ihr Zeitraum läßt sich nicht vorhersagen. Sie hängt von der sogenannten Lebenskraft des Patienten, also auch von der Dauer und Schwere seiner Vorerkrankung ab. So wird der Heilungsprozeß bei einem chronischen Leiden erst nach einigen Wochen oder Monaten erwartet, zur vollständigen Heilung werden aber möglicherweise mehrere Jahre erforderlich sein. Ziel ist die dauerhafte Heilung, ohne daß weitere Medikamente eingenommen werden müssen. Bei Vorerkrankungen mit irreversiblen Folgeschäden besteht das therapeutische Ziel in einer Linderung der Beschwerdesymptomatik bzw. in der Reduktion einer unverzichtbaren Begleitmedikation. Da es im Leben eines Menschen physiologischerweise immer wieder zu Erkrankungen kommen wird, ist eine kontinuierliche homöopathische Begleitung sinnvoll.

Nach Einnahme eines homöopathischen Mittels kann es für einige Tage oder länger, zu Reaktionen kommen, die als eine Heilreaktion des Organismus aufgefaßt werden. Dieses Phänomen, als »Erstreaktion« bezeichnet, stellt aus homöopathischer Sicht eine Regulationsleistung des Körpers dar, um das körperliche Gleichgewicht wieder herzustellen. Im Sinne einer Ausleitung beobachtet man dabei des öfteren auch Hautausschläge, die sich nach Abklingen dieser Reaktion zurückbilden.

Eine gesunde Ernährung ist die Grundlage aller ganzheitlichen, naturheilkundlichen Heilverfahren und spielt eine wesentliche Rolle im Heilungsverlauf. Eine vollwertige Ernährungsweise wird empfohlen. Auf starke Stimulantien wie schwarzer Tee, Kaffee oder auf die Verwendung ätherischer Öle, insbesondere Kampfer und Pfefferminze, sollte während der homöopathischen Behandlung verzichtet werden. Der Einfluß von Umweltschäden wird derzeit diskutiert.

Welche Medikamente weitergenommen und welche ggf. abgesetzt werden, wird zu Beginn der homöopathischen Behandlung individuell festgelegt. Selbstverständlich wird eine Substitutionstherapie oder eine unverzichtbare Begleitmedikation fortgeführt. Ob bei starken Medikamenten wie Zytostatika eine homöopathische Therapie sinnvoll ist und inwieweit sich homöopathische Mittel gegen eine derartige Medikation durchsetzen können, kann nur der Therapeut aufgrund seiner Erfahrung bei jedem Patienten individuell neu entscheiden.

Zahnbehandlungen bzw. (kiefer-) chirurgische Eingriffe können sowohl die Allgemeinbefindlichkeit als auch die homöopathische Mittelgabe beeinflussen, was bei der Mittelstärke und dem Verabreichungszeitpunkt zu berücksichtigen ist. Ein Überblick über mögliche Therapiehindernisse, die sowohl materieller wie auch geistiger Natur sein können, findet sich bei HAHNEMANN 1921, § 260).

Ausgehend von der Vorstellung, daß im Bereich feinster Anregungen zur Selbstheilung feinste Einflüsse von außen die homöopathische Therapie beeinflussen können, läßt sich nur schwer ein Überblick über störende Randbedingungen und Therapiehindernisse gewinnen, der Übergang zur Spekulation ist fließend. Zu strenge Vorgaben von seiten des Arztes gefährden die Compliance und verunsichern den Patienten in Hinblick auf den Therapieerfolg.

Allgemein wird davon ausgegangen, daß bei der Verwendung von Hochpotenzen mit einer langen Wirkdauer mögliche Therapiehindernisse naturgemäß stärker ins Gewicht fallen als bei der häufigeren Gabe niedrig potenzierter Mittel oder der regelmäßigen Einnahme von Q-Potenzen.

### Mittelgabe

Prinzipiell stehen dem Homöopathen die Urtinktur und die D-, C-, und Q- (bzw. LM-)Potenzen zur Verfügung (siehe Kapitel 14.02 Teil 1, Abschnitt »Potenzierung«). Für welche Gabe er sich entscheidet, hängt neben der Erfahrung des Therapeuten von der Lebenskraft und der Erkrankung des Patienten ab. Während die D-Potenzen mehr im Bereich der organotropen Homöopathie angesiedelt werden, wird den C- und Q- (bzw. LM-) Potenzen eine tiefer gehende Wirkung zugesprochen. Prinzipiell wird in der klassischen Homöopathie davon ausgegangen, daß ein gut gewähltes Mittel Wirkung zeigt, gleich welcher Potenz es ist.

Die Wiederholung des Mittels richtet sich nach der Entwicklung des Falles nach der ersten Gabe. So kann gegebenenfalls die Gabe von D6-Potenzen drei- bis viermal, von D12- zweimal und von D30-Potenzen einmal täglich erforderlich sein. Die D6- und D12-Potenzen dürfen für eine kurze Zeit täglich wiederholt werden, nach einer D30-Gabe kann eine Pause bis zu einer Wocher erforderlich sein. Bei Besserung der Beschwerdesymptomatik, spätestens aber nach zwei Wochen, ist das Mittel abzusetzen und die Symptomatik erneut zu überprüfen.

Wie viele Globuli oder Tropfen verabreicht werden, scheint nicht von ausschlaggebender Bedeutung zu sein, da die Anwender die Ansicht vertreten, daß es bei der Arzneigabe mehr um die Qualität als um die Quantität der damit vonstattengehenden »Information« (entsprechend einer Reizsetzung) gehe. Auch bei der versehentlichen Einnahme eines ganzen Fläschcheninhalts, ein häufiges Geschehen bei Kleinkindern, sei erfahrungsgemäß nicht mit stärkeren toxikologischen Wirkungen durch das Mittel zu rechen, als es bei einer Einzelgabe der Fall wäre.

Für C-Potenzen gilt das Einnahmeschema von Kent unverändert. Dies umfaßt eine Behandlung mit aufsteigenden Potenzen, in der Form C200, C1.000, C10.000, C100.000, meist unter (einmaliger) Wiederholung der jeweiligen Potenzstufe. Von der ursprünglich angegebenen absteigenden Folge zurück zur C200 ist man jedoch abgekommen. Stattdessen ließe sich die Potenz noch erhöhen, Mittel der Stärken C10.000 (XM) und C 100.000 (CM) sind im Handel erhältlich. Den sogenannten Hochpotenzen, worunter Verdünnungen jenseits der Lochschmidt'schen Zahl ($10^{23}$ Moleküle pro Molekülgewicht in Gramm – entsprechend Potenzen jenseits der D23 oder der C12) verstanden werden, schreibt man eine besonders tiefe und lang anhaltende Wirkung zu. Nach der Gabe einer C30 und C200 sollte Kents Vorstellungen zufolge mindestens ein Monat, nach einer C1.000 sechs Monate und nach einer C10.000 bzw. C100.000 ein Jahr gewartet werden. Sie sollten daher nur von erfahrenen Therapeuten eingesetzt werden.

Die Q-(oder LM-)Potenzen nehmen eine Sonderstellung ein. Hahnemann hatte diese Zubereitungsart in seinen letzten Schaffensjahren in Paris entwikkelt und in der 6. Auflage des Organon, die allerdings erst 1921 erschien, beschrieben. Über die Anwendungsweise der Q-Potenzen gibt es unterschiedliche Ansichten. Während Künzli die Therapie mit der Q1 begonnen und dann die Potenzierungsgrade langsam gesteigert hat (KÜNZLI 1960), bevorzugt der Schweizer Homöopath Vögeli den Beginn mit der 6. Potenz, um dann, falls nötig, zur 12., 18., 24. und 30. Potenz überzugehen.

Welche Form der Mittelanwendung auch gewählt wird, es besteht unter Homöopathen Einigkeit darüber, daß die homöopathischen Medikamente einen Selbstheilungsvorgang in die Wege leiten. Bei den ersten Zeichen eines Heilerfolges soll mit der Mittelgabe ausgesetzt werden. Treten andere heftige Reaktionen nach der Verabreichung des Mittels auf, wird auch in diesem Fall die weitere Medikation ausgesetzt und zunächst überprüft, in welchem Verhältnis die Reaktion zu dem jeweiligen Mittel steht.

Die Individualität des Patienten, seiner Erkrankung und seiner Therapie ermöglicht keine allgemein gültigen Vorschriften zur Mittelgabe. Nach (VITHOULKAS 1991/2) hat sich die Beachtung folgender sechs Grundregeln für die Praxis bewährt:

1. Nicht eingreifen, wenn der Patient sich besser fühlt.
2. Kein weiteres Mittel geben, solange das Symptombild nicht deutlich ist.
3. Nicht voreilig eine Verordnung treffen, falls ein ehemaliges Symptom auftritt.
4. Kein Arzneimittel verschreiben, wenn Hautausschläge oder Körperabsonderungen auftreten, die mit einer Besserung des Allgemeinbefindens einhergehen.
5. Kein neues Medikament verabreichen, wenn die noch vorhandenen Symptome den Patienten nur wenig beeinträchtigen.
6. Kein neues Medikament verabreichen, wenn die körperlichen Symptome sich eindeutig von oben nach unten verlagern.

Näheres zur Mittelgabe, der Mittelreaktion und der zweiten Verschreibung findet sich auch bei MILLER (1983).

### Verlaufsbeurteilung

Die Folgeanamnese dient der Verlaufsbeobachtung und der Einschätzung der Mittelreaktion. Hier wird geklärt, wie sensibel der Patient auf homöopathische Mittel reagiert und ob eine Veränderung nach der Mittelgabe eingetreten ist. Den Therapeuten interessiert, wie diese Veränderung beschaffen ist, und ob diese als eine Folge des Mittels anzusehen ist.

Die Klärung derartiger Fragen bereitet nicht selten Schwierigkeiten, da auch der gesunde Patient bei genauer Beobachtung Veränderungen an sich wahr-

*Klassische Homöopathie*

nimmt und auch das gewöhnliche Maß überschreitende Veränderungen Folge eines mittelunabhängigen Einflußes von außen sein kann. Einen Anhaltspunkt bietet in diesem Zusammenhang die Heringsche Regel (siehe oben).

Am Ende der Folgeanamnese entscheidet der Therapeut das weitere Vorgehen. Entweder gilt es abzuwarten, die Mittelgabe zu wiederholen oder ein neues Mittel einzusetzen.

..............................................................

## Einfluß homöopathischer Strömungen

Im wechselvollen Verlauf der Homöopathiegeschichte kam es, global betrachtet, zu verschiedenen »Blütezeiten« der Homöopathie in verschiedenen Ländern. Bis heute einflußgebende Richtungen sollen im folgenden kurz für das Verständnis noch angefügt werden. Die homöopathischen Ärzte haben sich auf internationaler Ebene in Form der »Liga medicorum homoeopathica internationalis« organisiert.

### Die Kentsche Schule

James Tyler Kent (1849–1916), ein amerikanischer Anatomie-Professor und neben Boericke und Hering einer der berühmtesten amerikanischen Homöopathen, entwickelte das heute noch in dieser Form gebräuchliche Repertorium. Seine Vorlesungen über das Organon (KENT 1985) und die Materia Medica

(KENT 1990) wurden von Schülern mitgeschrieben und später übersetzt.

Die Schwerpunkte der Kentschen Schule liegen in der profunden Arzneimittelkenntnis, der Repertorisation und dem anschließenden Hierarchisieren, aufbauend auf den §§ 150-154 und den §§ 209-220 des Organons. Ein bekannter Schüler der Kentschen Schule ist neben Pierre Schmidt Jost Künzli von Fimmelsberg (1915–1992), der nicht nur ein neuüberarbeitetes Repertorium herausgegeben, sondern viele Schriften Kents übersetzt und kommentiert hat. Künzli entwickelte ein Repertorium, in dem er besonders gute Rubriken oder besonders hilfreiche Mittel in einer Rubrik kennzeichnete, und lehrte im wesentlichen in der Tradition Kents. Neu hinzu kam die Verwendung von Q-Potenzen, die Kent noch nicht kannte, da die 6. Auflage des Organons erst 1921 herauskam, fünf Jahre nach Kents Tod.

### Proceso Sanchez Ortega

Der in Mexiko geborene homöopathische Arzt Ortega gehört zu den Autoren, die sich sehr intensiv mit den Miasmen Hahnemanns auseinandergesetzt und diese weitergeführt haben. Seine Erkenntnisse veröffentlichte Ortega in seinem Buch »Anmerkungen zu den Miasmen« (ORTEGA 1991).

Die von Hahnemann im Zusammenhang mit den Miasmen verwendeten Begriffe Psora, Syphilis und Sycosis

| PSORA | SYKOSE | SYPHILIS |
|---|---|---|
| UNTERFUNKTION DEFEKT | ÜBERFUNKTION PROFILERATION | ENTARTUNG DESTRUKTION |
| GEMÜT ANGST DEPRESSION | GEMÜT GRÖSSENWAHN REDEFLUß | GEMÜT AGGRESSIVITÄT ZERSTÖRUNGSWUT |
| ALLGEMEINES KÄLTE SCHWACHE VERSTOPFUNG | ALLGEMEINES HITZE HAST, EILE AUSSCHEIDUNG | ALLGEMEINES DYSTROPHIE SPASMEN GESCHWÜRE |

Abb. 5:

*Die Miasmen bei Ortega.*

übernimmt Ortega, versieht sie jedoch zusätzlich mit den Begriffen der Zellularpathologie. So ordnet er der Psora Unterfunktion, der Sykose Überfunktion und der Syphilis Destruktion zu (siehe Abb. 5).

Kälte, Angst, Schwäche, Depression, Verstopfung, die Unfähigkeit, Fieber zu entwickeln, Juckreiz u.a. gehören nach Ortega zur Psora, zur Sykose zählt er die übermäßige Absonderung von Körperflüssigkeiten und jede überschießende Reaktion des Körpers wie hohes Fieber, Proliferation von Narbengewebe bzw. Kondylome, Steinbildungen und im psychischen Bereich Unruhe, übersteigertes Selbstbewußtsein bis zum Größenwahn, Egoismus, Narzißmus, gesteigerter Redefluß, Hast u. a. Als syphilitische Symptome wertet Ortega Ulzera, Geschwüre, Fäule, Zersetzung, Zerstörungswut, Aggressivität gegen sich und andere, genauso wie Gleichgültigkeit und Perversion u. a..

Nach Ortega besitzt jedes Mittel und jeder Mensch nicht ein einziges Miasma, sondern eine Mischung aus allen dreien, nur jeweils mit unterschiedlichen Anteilen. In der Therapie wird das dominierende Miasma berücksichtigt und die jeweilige miasmatische Ausprägung des Krankheitsfalles behandelt.

**George Vithoulkas**
1932 in Athen geboren, studierte der gelernte Bauingenieur an verschiedenen indischen Universitäten Homöopathie und errichtete nach seiner Rückkehr 1967 in Athen ein homöopathisches Behandlungszentrum. 1995 gründete er auf der Insel Alonissos eine Akademie für Klassische Homöopathie.

Vithoulkas fragt nach dem roten Faden, der sich durch den Fall zieht. Diesen zu finden bedarf es nicht nur einer guten Anamnesetechnik, sondern es ist wichtig, daß »... *der Arzt sieht, hört und bemerkt durch die übrigen Sinne, was verändert und ungewöhnlich an demselben* (dem Patienten) *ist.«* (nach HAHNEMANN 1921, § 84). Gestik, Mimik und Benehmen geben nach Vithoulkas genauso Auskunft über den Patienten wie dessen Antworten auf die Fragen des Therapeuten. Die Ähnlichkeit des Symptomeninbegriffs liegt bei Vithoulkas auf der Ebene der Essenz, des Typischen des Menschen. Einen Überblick über die Grundlagen bietet VITHOULKAS 1986/2, die Essenzen wichtiger Arzneimittel finden sich bei VITHOULKAS 1986/1.

Das therapeutische Vorgehen folgt nach Vithoulkas dem Zwiebelschalenmodell. Als erstes werden danach die bei der ersten Fallaufnahme sichtbaren Symptome zur Mittelwahl herangezogen. Behandelt man mit dem entsprechenden Mittel, wird die äußerste Schicht abgetragen und eine neue Schicht der Erkrankung tritt hervor. Die Therapie wird so lange fortgeführt, bis man den Kern des Menschen erreicht und geheilt hat. Auf diese Weise werden zur Behandlung komplexer, vielschichtiger Fälle mehrere Mittel benötigt.

### Die Wiener Schule

Die Wiener Schule um Matthias Dorcsi geht davon aus, daß die Homöopathie einen Teilaspekt der therapeutischen Möglichkeiten darstellt und erst mit anderen Therapiesystemen zusammen eine ganze, eine heile Medizin bildet. Patienten sollen nicht doktrinär homöopa-

thisch behandelt werden, Ziel sei eine integrale Homöopathie innerhalb einer größeren Medizin. Am Wiener Ludwig-Boltzmann-Institut wird Klinische- und Grundlagenforschung betrieben, um die Homöopathie in ihrer Eigengesetzlichkeit und Gemeinsamkeit in die moderne Medizin zu integrieren. Ähnliche Ansätze fanden sich auch Mitte des Jahrhunderts bei der Naturwissenschaftlich-Kritischen Richtung.

### Weitere homöopathische Richtungen

Die Ärzte A. Masi-Elizalde und T.P. Paschero aus Argentinien haben eigene Betrachtungsweisen der klassischen Homöopathie und insbesondere der Miasmen entwickelt.

*Masi* sieht textliche Übereinstimmungen zwischen einem christlichen Vertreter des Existentialismus, Thomas von Aquin, und Hahnemann. Das »Hilflos-in-die-Welt-geworfen-sein« des Menschen finde seine Erlösung in der Geborgenheit Gottes. Masi-Elizalde nennt fünf Grundbedingungen, des psychischen Erlebens, die in den gut geprüften Mitteln immer wieder auftreten: Verlust, Schuld, Angst vor Strafe, Versuch der Rechtfertigung, Sehnsucht. Die Symptome der Arzneimittel ließen sich als Ausdruck dieser fünf Begriffe verstehen. In jedem Arzneimittel, das ausgiebig genug geprüft ist, sei ein ganz eigenes Thema dieser Begriffe, das dem Lebensthema des Menschen bzw. des Mittels entspricht, zu erkennen.

*T. P. Paschero* beschäftigt sich mit der Freudschen Psychoanalyse, was sein Verständnis von der Krankheit des Menschen prägt. Krankheit entstehe durch die, angesichts der prinzipiellen Bedrohung des menschlichen Lebens, jedem Menschen eigene Urangst. Die endogene Empfindlichkeit des Patienten werde durch die Art der Angstbewältigung bestimmt. Bei dieser Form der psychoanalytischen Homöopathie seien die emotionalen Gemütssymptome wegweisend. Näheres ist bei PASCHERO (o. J.) nachzulesen.

Nach dem indischen Arzt *Rajan Sankaran* besteht eine Analogie des Patientenwesens zu dem Mittelwesen. Die homöopathischen Mittel seien den logisch symmetrisch angeordneten Kristallen, den empfindlichen Pflanzen oder den emotionalen Tieren zuzuordnen. Die Art des Kristalls, die Umgebung der Pflanze und das Verhalten eines Tieres finde sich im entsprechenden Mittel und damit im Patienten wieder. Ausgangspunkt eines Leidens sei die »basic delusion«, eine zentrale (Wahn-)Vorstellung, die aufgrund eines Erlebnisses in diesem oder einem vorangegangenen Leben des Patienten die Weichen gestellt habe. Aufgabe des Homöopathen sei das Auffinden dieser zentralen Störung und die Auswahl eines entsprechenden Mittels aus der Mineral-, Pflanzen- oder Tier-

welt, das diese »basic delusion« verkörpere. Einzelheiten finden sich bei SANKARAN (1991 und 1994).

Eine weitere Perspektive zur Mittelfindung trägt der Tübinger Arzt *Gottfried von Keller* bei: »Wir wählen immer das Mittel, in dessen Symptomenreihen sich die größte Ähnlichkeit zu allen charakteristischen Symptomen des Patienten finden läßt. Das, was uns an das schließlich gewählte Mittel hat denken lassen, ist aber oft ein einzelnes Symptom, eine vermeintlich unscheinbare und unwichtige Empfindung, die aber der Patient in auffallender Weise genau lokalisiert, beschreibt und mit Einzelheiten versieht« (KELLER 1989). Die Methode der Arzneimittelfindung von Keller richtet sich auf das vollständige Symptom, das möglichst im Wortlaut ganz mit dem verzeichneten Prüfungssymptom übereinstimmen sollte. Bei dieser Art der Arzneimittelfindung wird die Ähnlichkeit der Symptome zur Gleichheit eines Symptoms, der Symptomeninbegriff wird durch ein Symptom repräsentiert. Das Auffinden eines derartigen Symptoms ist durch die computerunterstützte Stichwortsuche in der homöopathischen Literatur entscheidend vereinfacht worden.

Einen Überblick über die homöopathischen Strömungen bietet ZDN 1991.

...............................................................

## Organisatorische Aspekte

### Aus- und Weiterbildung

Die Weiterbildungsordnung für die homöopathischen Ärzte liegt im Bereich der Landesärztekammern und folgt dem Weiterbildungsvorschlag der Bundesärztekammer. Diese favorisiert eine dreijährige Weiterbildungsdauer, was einige Bundesländer wie zum Beispiel Bayern (siehe unten) bereits übernommen haben, während andere noch nach der alten Weiterbildungsordnung (anderthalbjährig) verfahren.

Die Zusatzbezeichnung »Homöopathie« wird derzeit in Bayern vergeben, wenn folgende Anforderungen nachgewiesen werden können:

– Nachweis einer mindestens 2jährigen klinischen Tätigkeit
– theoretische und praktische Beschäftigung mit homöopathischen Heilverfahren über mindestens 3 Jahre oder eine 1jährige Weiterbildung an einem Krankenhaus
– Teilnahme an sechs Kursen von 1 Woche Dauer mit 40 Stunden oder wahlweise an einem 6monatigen Kurs in der homöopathischen Therapie.

Der Inhalt der Weiterbildung schreibt vor: Vermittlung, Erwerb und Nachweis besonderer Kenntnisse und Erfahrungen in dem unterschiedlichen Therapieansatz der Homöopathie, der Indikationsstellung für eine Homöotherapie, der homöopathischen Lehre, der akuten und chronischen Krankheiten sowie der Dokumentation einer Mindestzahl eigener Behandlungsfälle und der Arzneidiagnose an vorgegebenen Krankheitsfällen.

Die Weiterbildungsermächtigung kann von einem Arzt beantragt werden, der mindestens 3 Jahre in eigener Praxis homöopathisch tätig ist, ein genügend hohes Patientenaufkommen und eine homöopathische Fortbildung auch nach dem Erwerb der Zusatzbezeichnung nachweisen kann.

Zwar haben naturheilkundliche und homöopathische Fragen Einzug in die Prüfungsfragen für das medizinische Staatsexamen gehalten, ein Lehrstuhl für Homöopathie existiert derzeit nicht. An einigen Universitäten werden einführende Vorlesungen angeboten. Die Ausbildung homöopathischer Ärzte obliegt einerseits den weiterbildungsermächtigten Ärzten, andererseits werden regelmäßig Fortbildungskurse angeboten.

Der Deutsche Zentralverein Homöopathischer Ärzte (DZVhÄ) ist der älteste und zugleich größte homöopathische Ärzteverein Deutschlands, wurde 1829 gegründet und umfaßte 1994 2.500 Mitglieder. Der Zentralverein bietet ausbildungsbegleitend sogenannte A- bis F-Kurse an, die aufeinander aufbauend den Weiterbildungsinhalt der Homöopathie abdecken. Das vom Zentralverein erarbeitete Curriculum setzt folgende Schwerpunkte: Grundlagen der homöopathischen Medizin, Krankenexamen, Arzneifindung, besonderer Krankheitsformen und ihre Behandlung, Verlaufsbeobachtung und zweite Verschreibung sowie die Lehre von den chronischen Krankheiten. Zusätzlich bieten weiterbildungsermächtigte Ärzte in Zusammenarbeit mit dem Zentralverein 3-Jahres-Kurse an, in denen Fragen sowohl zur Theorie als auch zum homöopathischen Praxisalltag beantwortet werden.

## Erstattung

Die wirtschaftlichen Zwänge einer Kassenarztpraxis erlauben in den wenigstens Fällen die Behandlung eines Patienten nach klassisch-homöopathischen Richtlinien. Der Zeitaufwand für das Vorgespräch, die Erstanamnese und deren Auswertung umfaßt in der Regel selbst bei routinierten Anwendern zwei bis vier Stunden. Für diese Leistung finden sich im einheitlichen Bewertungsmaßstab für Ärzte (EBM) keine entsprechenden Abrechnungsziffern. Dies hat zur Folge, daß klassisch arbeitende Homöopathen in der Regel die Niederlassung in der Privatpraxis wählen. In diesem Fall hat der Arzt die Behandlung nach der Gebührenordnung für Ärzte (GOÄ) abzurechnen und sich an die entsprechenden Ziffern zu halten.

Die Gesetzlichen Krankenkassen erstatten die Rechnungen von Privatärzten, die keine Kassenzulassung besitzen und damit nicht als Vertragsärzte gelten, in der Regel nicht. Von Patienten – in manchen Fällen gerichtlich – erkämpfte Ausnahmeregelungen sind als Einzelfallentscheidung ohne Anspruch auf eine Folgeleistung zu werten. Patienten, die die Erstattung einer homöopathischen Privatliquidation vor dem Sozialgericht einklagen wollen, müssen vor Beginn der Behandlung einen formalen Erstattungsantrag an ihre Kasse richten. Erst nach dessen Ablehnung kann der Klageweg beschritten werden.

Schriftliche Vereinbarungen, die Ärzte mit ihren Patienten treffen, um homöopathische Leistungen privatärztlich über den Steigerungsfaktor 3,5 zu liquidieren, stehen rechtlich auf unsicherem Boden. Dies gilt insbesondere für Kassenärzte, die bei ihren Kassenpatienten homöopathische Leistungen privat liquidieren wollen.

Für die homöopathische Erst- und Folgeanamnese stehen ab dem 01.01.96 den privat liquidierenden Ärzten die Ziffern 30 und 31 zur Verfügung:

■ Ziffer 30
Erhebung der homöopathischen Erstanamnese mit einer Mindestdauer von einer Stunde nach biographischen und homöopathisch-individuellen Gesichtspunkten mit

schriftlicher Aufzeichnung zur Einleitung einer homöopathischen Behandlung – einschließlich homöopathischer Repetorisation und Gewichtung der charakteristischen psychischen, allgemeinen und lokalen Zeichen und Symptome des jeweiligen Krankheitsfalles, unter Berücksichtigung der Modalitäten, Alternanzen, Kausal- und Begleitsymptome zur Auffindung des homöopathischen Einzelmittels, einschließlich Anwendung und Auswertung standardisierter Fragebogen –
900 Punkte = DM 102,60 (1fach)

Dauert die Erhebung einer homöopathischen Erstanamnese bei einem Kind bis zum vollendeten 14. Lebensjahr weniger als eine Stunde, mindestens aber eine halbe Stunde, kann die Leistung nach Nr. 30 bei entsprechender Begründung mit der Hälfte der Gebühr berechnet werden.
Die Leistung nach Nr. 30 ist innerhalb von einem Jahr nur einmal berechnungsfähig. Neben der Leistung nach Nr. 30 sind die Leistungen nach den Nummern 1,3 und/oder 34 nicht berechnungsfähig.

■ Ziffer 31
Homöopathische Folgeanamnese mit einer Mindestdauer von 30 Minuten unter laufender Behandlung

nach den Regeln der Einzelmittelhomöopathie zur Beurteilung des Verlaufs und Feststellung des weiteren Vorgehens – einschließlich schriftlicher Aufzeichnung
450 Punkte = DM 51,30 (1fach)

Die Leistung nach Nr. 31 ist innerhalb von sechs Monaten höchstens dreimal berechnungsfähig. Neben der Leistung nach Nr. 31 sind die Leistungen nach den Nummern 1, 3, 4, 30 und/oder 34 nicht berechnungsfähig.

Es ist schwierig zu beurteilen, inwieweit diese Ziffern und die zur Verfügung stehenden Steigerungssätze den Kosten- und Zeitaufwand einer klassisch-homöopathischen Behandlung abdecken werden. Allgemein gültige Empfehlungen im Umgang mit den Erstattungstellen, insbesondere der Beihilfe, können nicht gegeben werden. Es erscheint sinnvoll, den Patienten über die Erstattungssituation bereits vor Behandlungsbeginn in einer Patienteninformation entsprechend aufzuklären und ihm darin mitzuteilen, daß die Zahlungsverpflichtung des Patienten sich nicht anhand der Kostenerstattung durch eine Versicherung, sondern alleine aus der vom Arzt erbrachten und korrekt in Rechnung gestellten Leistung ergibt.

## Literatur

ALLEN J. H. 1984: *The Cronic Miasms. Vol I-II.*
*Jaim Publishing Co., New Dehli*

ALLEN T. F. 1992: *»Encyclopedia of pure Materia*
*Medica« Reprint 1992, B. Jain Publishers (P)*
*Ltd.; Bombay*

BOERICKE W. 1992: *Handbuch der homöopathischen*
*Materia medica. Haug-Verlag, Ulm*

BRAUN A. 1985: *Methodik der Homöotherapie.*
*Sonntag, Regensburg, 78-112*

COULTER R. C. 1990: *Portraits homöopathischer*
*Arzneimittel. Haug Verlag, 2. Auflage. Heidelberg*

COULTER R. C. 1991: *Portraits homöopathischer*
*Arzneimittel II. Haug Verlag, 2. Auflage.*
*Heidelberg*

DELLMOUR F. 1993: *Hahnemanns Potenzierungsbe-*
*griff. Zschr. klass. Hom. 37: 22–26*

DEUTSCHES ÄRZTEBLATT 1991: *Analoge Bewertun-*
*gen der Bundesärztekammer. Deutsches Ärzteblatt*
*1991 Heft 13, 28.03.1991, C616*

EICHELBERGER, OTTO 1995: *Persönliche Mitteilung.*

HAHNEMANN S. 1835: *Die chronischen Krankheiten,*
*ihre eigenthümliche Natur und homöopathische*
*Heilung. Erster Theil, zweite, viel vermehrte*
*Auflage, Arnold, Dresden, Leipzig, 31-144.*
*Nachdruck: Organon, Berg 1983*

HAHNEMANN S. 1921: *Organon der Heilkunst. Nach*
*der handschriftlichen Neubearbeitung Hahne-*
*manns für die 6. Auflage herausgegeben und mit*
*einem Vorwort versehen von Richard Haehl.*
*Schwabe, Leipzig. Nachdruck: Organon orginal,*
*O.-Verlag, Berg. Vergl. auch: Josef M. Schmidt*
*(Hrsg.): Samuel Hahnemann: Organon der*

*Heilkunst. Textkritische Ausgabe der 6. Auflage.*
*Haug, Heidelberg, 1992*

KELLER G. v. 1989: *Über lokalisierte und allgemeine*
*Empfindungen. In: Zeitschrift für klassische*
*Homöopathie 3/89*

KENT J. T. 1985: *Zur Theorie der Homöopathie.*
*3. Auflage. Verlag Grundlagen und Praxis, Leer.*
*P 18.*

KENT J. T. 1990: *Kents Arzneimittelbilder. Haug-*
*Verlag, Ulm, 8. Auflage*

KENT J.T. 1991: *Kents Repertorium, Band I-III,*
*Haug-Verlag, Ulm, 11. Auflage*

KOHLER G. 1988: *Lehrbuch der Homöopathie. Band*
*I: Grundlagen und Anwendung. Hippokrates,*
*Stuttgart, 45-66*

KUNZLI J. 1960: *Zschr. klass. Hom, 2/60, S. 47 ff.*

LIPPE A. v. 1989: *»Keynotes of the Homoeopathic*
*Materia Medica«. Reprint 1989, B. Jain*
*Publishers (P) Ltd.; Bombay*

MILLER R.G. 1983: *Synopsis der homöopathischen*
*Theorie. Haug, Heidelberg*

ORTEGA S. 1991: *Anmerkungen zu den Miasmen*
*oder chronischen Krankheiten im Sinne*
*Hahnemanns. Haug, Heidelberg 4. Auflage*

PASCHERO T. P. o. J.: *Wahre Menschenkenntnis –*
*das Fundament der Homöopathie. In: Dokumenta*
*homöopatica, Bd. 7, S. 112. Heidelberg*

SANKARAN, R. 1991: *The Spirit of Homeopathy.*
*Homeopathic Medical Publishers, Bombay*

SANKARAN, R. 1994: *The Substance of Homeopathy.*
*Homeopathic Medical Publishers, Bombay*

VITHOULKAS G. 1986/1: *Essenzen homöopathischer Arzneimittel nach G. Vithoulkas, Verlag und Vertrieb von Büchern und Lehrmaterial, München*

VITHOULKAS G. 1986/2: *Die wissenschaftliche Homöopathie. Burgdorf-Verlag, Göttingen*

VITHOULKAS G. 1991: *Medizin der Zukunft. Wenderoth-Verlag, Kassel*

ZDN ZENTRUM ZUR DOKUMENTATION FUR NATURHEILVERFAHREN E.V. 1991: *Dokumentation der besonderen Therapierichtungen und natürlichen Heilweisen in Europa, Bd. I, 1. Halbband, VGM-Verlag, Essen. S. 399 ff.*

## Kommentar aus juristischer Sicht zur Abrechnung homöopathischer Leistungen

Besonders schwierig ist die privatärztliche Behandlung von Kassenpatienten durch Vertragsärzte mit homöopathischen Leistungen. Hier sind eine Reihe von Formalien zu beachten, damit der Vertragsarzt durch die Kassenärztliche Vereinigung nicht disziplinarrechtlich (Verletzung des Arzt-Ersatzkassen-Vertrages oder des Bundesmantelvertrages-Ärzte) belangt werden kann.

Bei der privatärztlichen Liquidation ist darauf zu achten, daß die Anforderungen der GOÄ genau eingehalten werden. Die Vereinbarung und die Abrechnung von Pauschalhonoraren (ohne Auflistung von Ziffern und Steigerungsfaktoren) ist nach Rechtssprechung des Bundesverfassungsgerichtes unzulässig. Im Bereich der Abrechnung/privatärztliche Behandlung von Kassenpatienten empfiehlt sich eine rechtzeitige kompetente juristische Beratung.

F. A. STEBNER

# Sektion 16, Anthroposophische Medizin

EDITOR P. F. MATTHIESSEN

# Allgemeine Grundlagen der Anthroposophischen Medizin: Teil 1: Aspekte zu Gesundheit, Krankheit und Heilung

**Einleitung. Die vier »Wesensglieder« des Menschen: Physischer Leib; Bildekräfteleib; Empfindungsleib; Ich-Organisation. Die funktionelle Dreigliederung des menschlichen Organismus: Nerven-Sinnes-System; Stoffwechsel-Gliedmaßen-System; Rhythmisches System. Räumliche und zeitliche Prozeßverlagerung als pathogenetisches Prinzip. Einige Aspekte zur Therapie. Ausblick. Literatur.**

PETER SELG UND PETER F. MATTHIESSEN

## Einleitung

*»Die Heilkunst hat mit dem Menschen zu tun. Der Mensch ist ein Wesen, das sich gliedert nach Leib, Seele und Geist. Eine wirkliche Medizin kann daher nur bestehen, wenn sie auch eindringt in eine Erkenntnis des Menschen nach Leib, Seele und Geist.«* (STEINER, 1924, GA Bd. 319, S. 180).

Die Medizin bedarf einer begrifflichen Klärung von Gesundheit, Krankheit und Heilung, die der Vielschichtigkeit des Menschen gerecht zu werden vermag. Nach Rudolf Steiner kann dies mit einer ausschließlichen Zugrundelegung eines nur die physischen Vorgänge des Menschen berücksichtigenden Ansatzes aber nicht geleistet werden, da sich auch im »kranken« Organismus des Menschen Naturprozesse vollziehen, die von »gesunden«, also physiologischen Prozessen ohne Zuhilfenahme zusätzlicher Normbegriffe qualitativ nicht unterscheidbar sind. Wird zugestanden, daß solche Normbegriffe nicht allein durch einen Rekurs auf statistische Parameter oder gesellschaftliche Konventionen zu erhalten sind, sich darüber hinaus auch nicht einzig auf die subjektive Befindlichkeit des Patienten gründen lassen, so ergibt sich für die Medizin notwendigerweise, daß sie sich mit der Frage zu beschäftigen hat, wann und inwieweit die jeweiligen Naturprozesse im Leibe die kreative Selbstentfaltung des individuellen Menschen ermöglichen oder verhindern (MATTHIESSEN, 1988). Die Medizin benötigt daher die Erarbeitung eines gesamtanthropologischen Rahmens, der den Stellenwert der je herangezogenen Einzeldisziplinen beurteilbar werden läßt.

Die von Rudolf Steiner (1861–1925) begründete Anthroposophische

Medizin begnügt sich demzufolge nicht mit einer alleinigen Betrachtung der physischen Aspekte der menschlichen Existenz, sondern fragt darüber hinaus und primär nach der menschlichen *Individualität*, die sich vermittels ihres Leibes in Gesundheit und Krankheit verwirklicht (HENSEL, 1977). Dies bedeutet zugleich, daß sie die physiologischen Prozesse nicht aus sich selbst heraus, sondern unter dem Aspekt ihrer Werkzeugfunktion für die personale Daseinsentfaltung der seelisch-geistigen Individualität zu verfolgen und zu begreifen versucht. Entgegen dem von Descartes inaugurierten Maschinenmodell des menschlichen Organismus verfolgte Steiner systematisch die Frage, inwiefern und auf welche Weise die Lebensvorgänge und Substanzprozesse des menschlichen Organismus stets Ausdruck der individuellen Daseinsintention des Menschen sind.

Mit Hinblick auf die Geschichtlichkeit menschlicher Selbstverwirklichung werden Krankheiten innerhalb der Anthroposophischen Medizin nicht ausschließlich aus einer defizitären Perspektive im Sinne einer Lebens- und Erlebensbehinderung gesehen, sondern zugleich als Ausdruck schicksalshafter Etappen in einem biographischen Werdensvollzug, also als Anstöße für eine Weiterentwicklung des Menschen. Im Konkreten ergibt sich daraus die Aufgabe, erkenntnismäßig aufzuarbeiten, wie sich die geistigen, seelischen und körper-lichen Lebensbewegungen des Individuums wechselseitig durchdringen, welche Organisationsstrukturen sich das Individuum schafft und wie sich diese in den verschiedenen Gesundheits- und Krankheitszuständen zueinander verhalten.

Nach anthroposophischer Anschauung bildet und erhält sich die menschliche Individualität ihren Leib im Prozeß einer fortwährenden produktiven Auseinandersetzung mit den Einflüssen der Umwelt. Dementsprechend wird der Mensch nicht nur in seelisch-geistiger Hinsicht, sondern auch auf biologischer Ebene als eine Individualität verstanden, die ihre innere Geschlossenheit auch leiblich gegenüber stets präsenten krankmachenden äußeren Einflüssen *aktiv* aufrechterhält. Dies vollzieht sich dadurch, daß der Organismus die außermenschlichen Qualitäten (Nahrungssubstanzen, Licht, Wärme etc.) *verinnerlicht*, das heißt im Sinne seiner innerorganismischen Eigengesetzlichkeiten umwandelt und in ihrer Fremdheit überwindet. »Der Natur ist es gestattet, Natur zu sein außerhalb der menschlichen Haut, innerhalb der menschlichen Haut wird das jenige, was Natur ist, zu dem, was sich der Natur entgegenstellt.« (STEINER, 1924, GA Bd. 79, S. 215).

Nach Steiner besteht die wesentliche Bedeutung der Begegnung mit außermenschlichen Prozessen für den Organismus darin, diese zu überwinden und *dadurch* leiberhaltende Eigenaktivität zu entfalten. Dies wurde von ihm im einzelnen nicht nur anhand der radikalen Substanzverwandlung im Ernährungsprozeß beschrieben, sondern darüber hinaus auch für die physiologische Auseinandersetzung mit der äußeren Einwirkung von Wärme und Licht. Mißlingt diese individualisierende Verinnerlichung von Fremdqualitäten etwa bei der Etablierung einer autonomen innerorganismischen Licht- und Wärmeorganisation, so verändert sich das innere Milieu, die innere Kräftekonstitution des menschlichen Organismus.

Vor dem Hintergrund dieses Gesichtspunktes erfahren auch die Infektionskrankheiten innerhalb der Anthroposophischen Medizin eine andere Deutung. Es wird dabei nicht prinzipiell in Frage gestellt, daß Mikroorganismen zu Veränderungen im Organismus führen können; diese Veränderungen werden jedoch als sekundäre Ereignisse verstanden. Der Vorgang der Infektion wird als Ausdruck einer bestimmten Kräftedisposition des Organismus im Sinne einer spezifischen Anfälligkeit angesehen, die den Infektionsprozeß als solchen überhaupt erst ermöglicht.

Geht es bereits bei der alltäglichen Auseinandersetzung des menschlichen Organismus mit umweltlichen, also außermenschlichen Gegebenheiten um die *Anregung* zur Entfaltung organismuseigener Tätigkeit, so gilt dies in verstärkter Weise für die Begegnung mit Heilmitteln: »In der Heilung setzt der Organismus nur einen Prozeß fort, der schon da ist im täglichen Abwehren der in den Menschen eindringenden Außenprozesse, die giftend sind.« (STEINER, 1924, GA Bd. 221, S. 92). Heilmittel der Anthroposophischen Medizin zielen insofern letztlich immer darauf, innerhalb des Menschen innere Ausgleichwirkungen zu erzeugen, d. h. sie schaffen Bedingungen für innere Heilungsvorgänge, die als solche stets eine aktive Eigenleistung des Gesamtorganismus darstellen. Da solche Selbstheilungsvorgänge im gesunden Organismus zunächst nur ihrer Möglichkeit nach vorhanden sind und sich erst im Verlauf der Erkrankung und ggf. unter gezielter therapeutischer Hilfestellung aktualisieren, vollzieht sich damit zugleich ein Entwicklungsprozeß. Insofern bedeutet Therapie nicht nur eine »restitutio ad integrum«, sondern eine innere Stärkung der Individualität, indem sie sich mit der Krankheit als einer besonderen krisenhaften Schicksalssituation im Leibe auseinandersetzt.« (KIENLE, 1979).

Ein zentrales Anliegen der Anthroposophischen Medizin ist es, zu erforschen, in welchem Verhältnis innerleibliche Prozesse und außermenschliche Naturvorgänge gesehen werden können. Zu ihrer Grundintention gehört es, im Herausfinden solcher wechselseitiger Beziehungen die Therapie zu einer »rationalen« Wissenschaft entwickeln zu können. Bereits 1905 charakterisierte Steiner das empirisch-statistische Denken der experimentellen Pharmakologie als unzureichend und sprach von einem wissenschaftsmethodisch unbefriedigenden »Probieren« und »zufälligen Experimentieren.« (STEINER, 1924, GA Bd. 53, S. 474).

In seinem medizinischen Vortragswerk erläuterte er anhand vielfältiger Beispiele, wie durch die anthroposophisch-geisteswissenschaftliche Erkenntnis der evolutionären Verflechtung menschlicher und außermenschlicher Naturprozesse die Erkenntnisvoraussetzungen für ein »rationelles«, das heißt Pathologie und Therapie verbindendes Heilwesen geschaffen werden können: »Weiß man von der Natur, wo der Prozeß liegt, der gerade an der Stelle des menschlichen Organismus fehlt, so ist die Pathologie unmittelbar die wirkliche reale Grundlage der Therapie.« (STEINER, 1924, GA Bd. 319, S. 66). Für den anthroposophischen Arzt stellt die Behandlung eines jeden Patienten insofern stets eine je neue Erkenntnisanforderung, einen investigativen Prozeß dar, bei dem sich die Verifikation der zugrundegelegten Krankheits- und Heilmittelanschauung bereits auf der Einzelfallebene abspielt: »Und das ist so wichtig für unsere Methode, daß wir nicht äußerlich probieren und durch Statistiken feststellen, sondern rationell voraussagen, was ein-

treten muß, und was dann geprüft werden kann, schon im allerersten Stadium dessen, was eintritt, ob man tatsächlich die entsprechenden Wirkungen hervorbringt.« (STEINER, 1924, GA Bd. 319, S. 118).

......................................................

## Die vier »Wesensglieder« des Menschen

*»Der Mensch ist, was er ist, durch Leib, Ätherleib, Seele (astralischer Leib) und Ich (Geist). Er muß als Gesunder aus diesen Gliedern heraus, er muß als Kranker in dem gestörten Gleichgewicht dieser Glieder wahrgenommen werden.«* (STEINER und WEGMANN, 1972, GA Bd. 27, S. 18 f.). Aus der Sicht der anthroposophischen Menschenkunde durchdringen sich im verleiblichten Dasein des gesunden und kranken Menschen verschiedene, kategorial unterschiedliche Wirklichkeitsdimensionen. Geistiger, seelischer, vitaler und physisch-materieller Wirklichkeits- und Wirksamkeitsbereich des Menschen sind danach unaufhebbar verschränkt und konstituieren die organismische Existenzweise des Individuums. Zur Kennzeichnung dieser verschiedenen Funktionsniveaus verwandte Steiner die Begriffe »Physischer Leib«, »Bildekräfteleib« oder »Ätherleib«, »Empfindungsleib« oder »Astralischer Leib« und »Ich-Organisation« bzw. »Ichleib«. Mit der Bezeichnung »Leib« wird darauf verwiesen,

daß es sich hier jeweils um ein in sich geschlossenes, gestaltetes Kräftegefüge handelt.

### Der »Physische Leib«

Insofern dem menschlichen Gesamtorganismus ein Kräftebereich eigen ist, innerhalb dessen die physikalisch-chemischen Gesetzmäßigkeiten der anorganischen Umwelt gelten, ist ihm nach Steiner ein »Physischer Leib« im Sinne einer originären »Erdenkraftorganisation« zuzusprechen: »Physischer Leib ist, was sich physisch-chemisch im Menschenwesen abspielt.« (STEINER, 1924, GA Bd. 26, S. 185).

Der »Physische Leib« ist demzufolge weniger als stofflich-materieller Zusammenhang, denn als ein Organismus von Gesetzmäßigkeiten zu betrachten. Die in der anorganischen Welt anzutreffenden physikalisch-chemischen Kräfte wirken danach auch innerhalb des menschlichen Leibes, der auf dieser Ebene sich durch den Stoffes- und Kräfteaustausch mit der anorganischen Umwelt erhält. Im *festen Stützgerüst* des Körpers konzentrieren sich diese Substanzkräfte der Anorganik, stehen jedoch im menschlichen Organismus unter der Einwirkung übergeordneter Gesetzmäßigkeiten. Erst bei Eintritt des Todes verselbständigen sie sich, haben dann aber eine den Organismus zerstörende Potenz und führen zur Gestaltauflösung.

### Der »Bildekräfteleib«

Im belebten Organismus des Menschen werden die physikalisch-chemischen Gesetze durch das Wirksamwerden eines weiteren Kräftezusammenhanges, der »Vitalorganisation« oder des »Bildekräfteleibes« (»Ätherleibes«) modifiziert, der Träger der Gesamtheit aller Lebensprozesse ist. Dieser »Bildekräfteleib« konstituiert sich nicht aus den physikalisch-chemischen Kräften der Erde und ihrer anorganischen Strukturelemente, sondern vielmehr aufgrund aus der Peripherie einstrahlender kosmischer Wirkungsqualitäten, die im evolutiven Prozeß von den Lebewesen fortschreitend verinnerlicht und damit zu einer eigenständigen Organisationsform ausgestaltet werden. Entgegen den physikalisch-chemischen Gesetzmäßigkeiten des »Physischen Leibes«, die primär in den mineralisch festen Bestandteilen wirksam werden, greifen die bildsamen Kräfte des »Ätherleibes« primär in die »*Flüssigkeitsorganisation*« des Organismus ein, organisieren diese und schaffen die Grundlage für Organbildungsvorgänge aus dem Flüssigen heraus.

Die Lebenskräfte der Vitalorganisation ermöglichen danach den organismuseigenen Substanz- und Gestaltaufbau und haben generativ-regenerative Wirkrichtungen, die sich zeitgesetzlich entfalten. Dabei kennzeichnet es die Bildekräfteorganisation des Menschen, daß sie ihre Kräfte nicht vollständig im Leibesaufbau und in der Leiberhaltung erschöpft, sondern sie nach vollzogener Gestaltbildung partiell und in metamorphosierter Weise der seelischen Entfaltung des Individuums zur Verfügung stellt.

### Der »Empfindungsleib«
»Das Bewußtsein entsteht nicht durch eine Fortführung derjenigen Tätigkeit, die aus dem Physischen und aus dem Ätherleib als Ergebnis kommen, sondern diese beiden Leiber müssen mit ihrer Tätigkeit auf den Nullpunkt kommen, ja noch unter den selben, damit ›Platz entstehe‹ für das Walten des Bewußtseins.« (STEINER, 1924, GA Bd. 26, S. 19). Aus anthroposophischer Sicht kann sich Bewußtsein in physiologischer Hinsicht nur unter der Voraussetzung entfalten, daß der leibbildenden Aufbausphäre abbauende devitalisierende Kräfte entgegenwirken. Vitalsphäre und Bewußtseinssphäre stehen demnach in einem polaren Verhältnis zueinander: »Die Evolution schließt alle Gradlinigkeit aus. Die Evolution muß nach einer Richtung zurückgehen. Es muß wiederum Platz gemacht werden, abgebaut werden. Das ist das Geheimnis der menschlichen Wesenheit, jeder beseelten Wesenheit.« (STEINER, 1924, GA Bd. 319, S. 212).

Als die physiologisch wirksame Kräfteorganisation, die im tierischen und menschlichen Organismus den Aufbauprozessen des Bildekräfteleibes polar entgegensteht und damit Träger und Werkzeug des Empfindungslebens ist, beschrieb Steiner einen »Empfindungsleib« oder »Astralleib«. Seine – unmittelbar die *Luftorganisation* gestaltenden und in den inneren Gasaustausch des Organismus eingreifenden und von hier aus die flüssigen und festen Elemente beeinflussenden – Kräfte bewirken die Herablähmung der aufbauenden Lebensprozesse, stoßen innere und äußere Ab- und Ausscheidungsvorgänge an und entfalten dadurch insgesamt eine für die Bewußtseinsentwicklung unabdingbare zerstörend-degenerative Wirkung. Diese muß im Sinne eines *labilen* Gleichgewichtes von der aufbauenden Bildekräftetätigkeit bereits in statu nascendi wiederum ausgeglichen werden. Gehen nach Steiner Gesundheit und Gesundung im weitesten Sinne *immer* vom Bildekräfteleib und seinen aufbauenden Impulsen aus, so sind die Krankheiten notwendige »Schatten« der Bewußtseinsentfaltung: »Das Astralische ist der eigentliche Ursprungsträger des Krankmachenden im Menschen.« (STEINER, 1924, GA Bd. 313, S. 48).

Dabei ist mit Steiner freilich zu betonen, daß auch ein übermäßiger und damit unphysiologischer, die Bewußtseinsentfaltung des Menschen behindernder Vitalisierungsprozeß gleichermaßen als »krank« angesehen werden muß, Gesundheit insofern durch ein Überwiegen sowohl der Abbau- *als auch* der Aufbauprozesse gestört werden kann.

Vor dem skizzierten Hintergrund der Polarität zwischen regenerativen, leibbildenden Lebensprozessen und leibabbauenden Bewußtseinsprozessen zeigt sich daher auch der physiologische Schlaf-Wach-Rhythmus aus einer erweiterten Perspektive: Die abendliche Ermüdung ist danach Ausdruck einer mit den täglichen Bewußtseinsvorgängen einhergehenden – bzw. durch diese bewirkten – partiellen leiblichen *Devitalisation*, die nächtliche Erholungsphase wirkt ausgleichend-*regenerativ* auf diese Abbauvorgänge, ermöglicht jedoch ihrerseits keine eigentliche Bewußtseinsentfaltung.

### Die »Ich-Organisation«

Insofern der Mensch aber nicht nur ein beseeltes Lebewesen ist, sondern sich darüber hinaus durch eine personal getragene Biographie, durch eine selbstbewußte, im Sich-selbst-Erleben eines geistigen Ich begründete Lebensführung charakterisiert, eignet ihm nach Steiner eine weitere, auch physiologisch bedeutsame Organisationsstufe, die den Lebens- und Bewußtseinsprozessen ihre spezifisch menschliche Orientierung verleiht. Diese »Ich-Organisation« wirkt ihm zufolge über einen von ihr dirigier-

ten und differenziert in Anspruch genommen *Wärmeorganismus* bestimmend auf die luftförmigen, flüssigen und »festen« Lebensprozesse und damit mittelbar auf alle einzelnen leiblichen Vorgänge. Auf der Ebene des Ernährungsvorganges vollzieht die »Ich-Organisation« die Schritte der Fremdsubstanzüberwindung und bewirkt damit eine schrittweise Individualisierung der aufgenommenen Nahrungsstoffe. Sie steht damit in polarem Gegensatz zum physischen Leib und konfiguriert auch die menschliche Wahrnehmungs- und Bewegungstätigkeit über Vorgänge, die hier nicht im einzelnen dargestellt werden können.

Nach Steiner ist dabei für die Gesamtheit der organischen Vorgänge von Bedeutung, daß sich die auf die »Ich-Organisation« als ihre leibliche Grundlage stützende Ichtätigkeit wiederum mit den astralischen Kräften dadurch in ein Gleichgewicht setzt, daß sie sich der vom Astralleib abgebauten, das heißt devitalisierten und in einen anorganischen Zustand hineingetriebenen Substanz bedient: »Die Ich-Organisation rettet aus diesem Abbau wiederum gewisse Elemente, und von demjenigen, was durch den astralischen Leib schon abgebaut ist, die aus dem Ätherleib und dem physischen Leib herausfallenden Stoffe, die schon im Abbau sind, baut die Ich-Organisation neuerdings auf. Das ist eigentlich das Geheimnis der *menschlichen* Natur.« (STEINER, 1924, GA Bd. 319, S. 213). Die innerliche Wahrnehmung dieses erneuten Aufbauprozesses bildet dabei einen wesentlichen Aspekt des leiblich fundierten Selbst- oder Icherlebens: »An der Wahrnehmung dieses Aufbaus liegt das Erleben des Selbstbewußtseins.« (STEINER, 1924, GA Bd. 26, S. 19). Der Aufbauprozeß selbst begrenzt die astralische Devitalisierungstendenz und trägt so zum physiologischen Gleichgewicht der Kräfte bei.

»Man kann bei unbefangener Beobachtung eigentlich nicht eine Grenze finden zwischen den sog. normalen, den gesunden Prozessen des menschlichen Organismus und den kranken Prozessen, wenn man nicht *diese Gliederung* der Menschennatur kennt und dadurch weiß: Wenn irgendeines dieser Glieder in die gesamte menschliche Einheit näher eingreift, als es eingreifen sollte, dann entsteht dadurch das unnormale, krankhafte Funktionieren der menschlichen Wesenheit.« (STEINER, 1924, GA Bd. 319, S. 109 f.). Die gesamten Organisationsglieder des Menschen müssen danach in physiologischer Weise zur Wirksamkeit gelangen, um den gesunden Zustand des Gesamtorganismus je neu und stets aktiv aufrechtzuerhalten. Sie müssen das in jedem Organ verschiedene sensible Kräftegleichgewicht bewahren und die entsprechenden Substanz- und Aggregatprozesse beherrschen: »Die feineren Krankheiten sind der Histologie nicht eigentlich zugänglich, liegen in dem flüssigen Teile, der ein Organ, z. B. die Leber, durchzieht, in der Bewegung der Flüssigkeit oder sogar in der Bewegung des Gasförmigen, das die Leber durchzieht. Auch die Durchwärmung eines solchen Organs ist von ganz großer Bedeutung.« (STEINER, 1924, GA Bd. 317, S. 19).

Die physiologische Wirksamkeit dieser vier Organisationsglieder entwickelt sich dabei in zeitlicher Gesetzmäßigkeit im Verlauf der biographischen Aufbau- und Abbauprozesse und führt zu einem für die verschiedenen Lebensalter je charakteristischen Zusammenwirken, das sich in alterstypischen Erkrankungs*möglichkeiten* manifestiert.

.......................................................

## Die funktionelle Dreigliederung des menschlichen Organismus

Für das Verständnis der Anthroposophischen Medizin ist über eine Differenzierung der vorangehend beschriebenen vier verschiedenen Organisationsebenen hinaus von zentraler Bedeutung, daß die vier Wesensglieder infolge ihres jeweiligen Zusammenwirkens drei ganz verschiedenartige Tätigkeitsformen funktioneller Natur im menschlichen Organismus ausbilden. Steiner sprach von einem »Nerven-Sinnes-Prozeß«, einem

»Stoffwechsel-Gliedmaßen-Prozeß« sowie einem »rhythmischen« Prozeßgeschehen, denen jeweils spezifische – und hier aus Raumgründen nicht im einzelnen erläuterbare – Wesensgliederbeziehungen zugrunde liegen (vgl. SELG, 1995).

Jede der drei genannten Prozeßformen konstituiert dabei eine funktionelle Ganzheit oder ein »System« innerhalb des Gesamtorganismus, das vollständig aus seinen eigenen Bedingungen heraus arbeitet und eine relative Selbständigkeit aufweist. »Nerven-Sinnes-System«, »Rhythmisches System« und »Stoffwechsel-Gliedmaßen-System« sind danach autonome Teilorganisationen des Organismus, die zwar topische Schwerpunkte ihrer Wirkungsintensität besitzen, sich jedoch wechselseitig im ganzen Organismus durchdringen. So hat etwa das Nerven-Sinnes-System seinen Wirkungsschwerpunkt im Kopfbereich, doch finden sich dort ebenfalls – wenn auch in verminderter Gesamtintensität – Stoffwechselprozesse und rhythmische Vorgänge: »Ein Sinnesorgan ist nur hauptsächlich Sinnesorgan; jedes Sinnesorgan ist auch in einem gewissen Sinne Verdauungsorgan und rhythmisches Organ. Ein Organ wie die Niere oder die Leber ist nur im hauptsächlichsten Sinne Ernährungs- oder Ausscheidungsorgan; in einem untergeordneten Sinne ist es auch Sinnesorgan und die Niere ist z.B. ein Sinnesorgan, das in feiner Weise das

wahrnimmt, was im Verdauungs- und Ausscheidungsprozeß sich vollzieht.« (STEINER, 1924, GA Bd. 319, S. 170).

Steiner zufolge konstituieren die genannten drei Tätigkeitsformen die *Gesamtheit* der funktionellen Prozesse des Organismus und stehen dabei in einem differenzierten Bezug zum seelischen Leben. Danach bildet die Nerventätigkeit die organische Grundlage des Vorstellungs- und Gedankenlebens des Menschen, stützt sich das Gefühlsleben in physiologischer Hinsicht auf rhythmische Prozesse, während der Wille unmittelbar in den Stoffwechsel eingreift bzw. sein leibliches Korrelat in Stoffwechselprozessen besitzt. Für die drei verschiedenartigen, grundlegenden und mit einem je spezifischen Bewußtseinsgrad versehenen seelischen Erlebnisweisen des Vorstellens, Fühlens und Wollens ist vor diesem Hintergrund entgegen herrschenden Auffassungen nicht nur das Nervensystem, sondern vielmehr der Gesamtorganismus leibliches Verwirklichungsorgan.

### Das »Nerven-Sinnes-System«

Der Nerven-Sinnes-Tätigkeit kommt nach Steiner primär die Bedeutung von Gestaltungs- bzw. Formgebungsprozessen der Kopforganisation sowie sekundär auch des Gesamtorganismus zu; als nerven- und sinnesbildende Tätigkeiten dienen sie in erster Linie der *Durchformung* der Leibessubstanz, konstituieren dann aber auch die organische Grundlage für das menschliche Vorstellungsleben. Dabei ist die menschliche Ich-Organisation zusammen mit dem Astralleib das initiierende Kräfteprinzip der mit den Nerventätigkeiten und damit dem *bewußten* Vorstellungsleben einhergehenden *Devitalisationsvorgänge*. Allerdings wird durch die eigentliche Ichtätigkeit im Sinne des zuvor Gesagten nicht nur ein zentralnervöser Substanzabbau in die Wege geleitet, vielmehr vollziehen sich unter ihrem Einfluß letztendlich Aufbau- und Gestaltungsprozesse in Cortexbereich, d. h. die Ich-Organisation bedient sich der anorganisch gewordenen Substanzen und bildet mit ihrer Hilfe die *bewegliche Plastik* des Gehirnes.

Für die menschlichen Sinnesorgane und die in ihrem Bereich sich abspielenden funktionellen Vorgänge wurde von Steiner dagegen geltend gemacht, daß sie unter dem dominierenden Einfluß des *physischen Leibes* stehen. Die menschlichen Sinnesorgane sind nach anthroposophischer Auffassung weitgehend dem Einfluß des Gesamtorganismus entzogen und stellen gewissermaßen »Golfe« einer Außenwelt dar, deren physikalisch-chemische Gesetzmäßigkeit in ihnen wirksam wird. Insofern kann beispielsweise das Auge annähernd als ein »physikalischer Apparat« betrachtet werden, der von den oberen Wesensgliedern nicht innerlich ergriffen wird und wenig Anteil an den organismischen Lebensprozessen hat.

### Das »Stoffwechsel-Gliedmaßen-System«

Während im Vollzug der Nerventätigkeit die Substanz des Organismus einem (temporären) Degenerationsprozeß unterzogen wird, das Nerven-Sinnes-System also insgesamt zu einem partiellen Leibesabbau führt, erfährt der Leib seinen eigentlichen *Aufbau* durch die dem Nervenprozeß polar entgegenwirkende Stoffwechsel-Gliedmaßen-Organisation. Denn die menschliche Ernährung besteht nach Steiner im wesentlichen darin, daß die aufgenommenen Fremdsubstanzen durch die Wirksamkeit von Ich-Organisation und Astralleib ihrer Eigenqualitäten entledigt und vorübergehend in einen anorganischen Zustand gebracht werden, das heißt in die Sphäre des physischen Leibes gelangen, dann jedoch durch einen bildekräfteimpulsierten Wiederbelebungsprozeß zur organischen *Eigensubstanz* weiterverwandelt werden. Diese steht dann den plastischen Gestaltimpulsen der Nerven-Sinnes-Tätigkeit zur Verfügung.

Der skizzierte assimilatorische, in der *Blutbildung* kulminierende Lebensprozeß bildet nach Steiner auch die Stoffwechselgrundlage für den menschlichen Bewegungsvollzug und ist daher konstitutiv für das »Stoffwechsel-Gliedmaßen-System«: »Was im Inneren Stoffwechsel ist, ist im Äußeren Kraftwechsel.« (STEINER, 1924, GA Bd. 202, S. 18). Sind die menschlichen Vorstellungsprozesse demnach unmittelbar mit substanzdegenerativen Vorgängen des Nervensystems verbunden, so stellen die Aufbauprozesse des Stoffwechsels die organische Grundlage für die – unbewußte – Willenstätigkeit dar und ermöglichen den intentionalen Handlungsvollzug des Menschen.

**Das »Rhythmische System«**

Das mittlere, um Atmungs- und Herztätigkeit zentrierte und mit dem menschlichen Fühlen in engem Zusammenhang stehende »Rhythmische System« ist im Sinne der anthroposophischen Menschenkunde insofern als eine *rhythmisch regulierende* Organisation anzusprechen, als ihm die Funktion eines *Ausgleiches* zwischen den beiden vorausgehend skizzierten und einander polar entgegengesetzten Tätigkeiten des Nerven-Sinnes-Systems und des Gliedmaßen-Stoffwechsel-Systems zukommt. Von Steiner wurde dies folgendermaßen charakterisiert: »Es wird gewissermaßen alles dasjenige, was die Abbauprozesse sind, die ganz notwendigen Abbauprozesse des Nerven-Sinnes-Systems, fortwährend in *Einklang* und *Austausch* gebracht mit dem, was die Aufbauprozesse sind des Gliedmaßen-Stoffwechsel-Systems.« (STEINER, 1924, GA Bd. 314, S. 53).

Nerven-Sinnes- und Stoffwechsel-Gliedmaßen-System sind in ihren Wirkrichtungen polar entgegengesetzt und entfalten in unvermittelter Wirksamkeit einen für das jeweils andere Funktionssystem störenden Einfluß – Steiner verwandte hierfür den Begriff einer wechselseitigen »Vergiftung«, die durch die physiologische Wirksamkeit des »Rhythmischen Systems« in den Anfangsstadien aufgehalten wird.

Diese vermittelnde Tätigkeit realisiert sich letztlich im Ausgleich der Atmungs- und Blutzirkulationstätigkeit, damit aber in der Begegnung zwischen atmungsverbundenen und blutzirkulationsverbundenen Anteilen des »Rhythmischen Systems«. Nach Steiner können Atmungs- und Blutzirkulationsystem unter einem gewissen Aspekt als *rhythmische Fortsetzungen* von Nerven-Sinnes- und Stoffwechsel-Gliedmaßen-System betrachtet werden – es existiert also ein zweigliedriges »Rhythmisches System.«

Die Berücksichtigung der skizzierten Systeme ermöglicht es, die naturwissenschaftlich erforschten Einzelmechanismen des Organismus unter dem Aspekt gesamtheitlicher Funktionskreise übergreifend zu beschreiben. Für die Anthroposophische Medizin ergibt sich daraus, daß die unaufhebbare organische Verschränktheit der beschriebenen autonomen Funktionskreise insgesamt einen labilen Gleichgewichtszustand bildet,

innerhalb dessen gegensinnige Prozeßge-
bärden aktiv ausgeglichen werden. Beginnende Krankheitsprozesse sind vor
diesem Hintergrund als ein relatives
Überwiegen einzelner Funktionskreise
zu verstehen. Die Tatsache des labilen
Gleichgewichtes bedeutet demnach
auch, daß Krankheiten nicht einfach von
außen »verursacht« werden, sondern als
Möglichkeiten einer Vereinseitigung innerhalb der dargestellten Systeme dem
Menschen eigen sind.

...............................................................

## Räumliche und zeitliche Prozeßverlagerung als pathogenetisches Prinzip

In der Anthroposophischen Medizin
werden krankhafte Abweichungen vom
physiologischen Lebensprozeß als Ausdruck gestörter Beziehungen der vier
menschlichen Wesensglieder zueinander
aufgefaßt. Entwickeln sich im Organismus bzw. dem ihm immanenten
differenzierten Wesensgliedergefüge
veränderte Relationen, so hat dies weit-
reichende funktionelle, später auch orga-
nologisch faßbare Folgen. »Wenn von
der Befruchtung der Medizin durch die
Anthroposophie gesprochen wird, dann
handelt es sich also darum, daß man hin-
einschauen lernt, wie Abnormes im
menschlichen Organismus sich dadurch
bildet, daß etwas, was in einem bestimmten Systeme normal ist, in ein anderes System hineinversetzt wird, indem

man aber so den menschlichen Organismus durchschaut, kommt man erst dadurch in die Lage, ihn im gesunden und
kranken Zustande wirklich verstehen
und dann die Brücke schlagen zu können von der Pathologie zur Therapie,
vom Beobachten des Kranken zum Heilen.« (STEINER, 1924, GA Bd. 319, S.
179). Krankhafte Abweichungen von
diesem Zustand können danach als *Dis-
lokation* von physiologischen Kräftezu-
sammenhängen und daraus resultieren-
den Funktionsverläufen verstanden
werden. Krankheit bedeutet jetzt also,
daß sich physiologische Naturprozesse
aufgrund veränderter Wesensgliederbeziehungen am *falschen Ort*, zur *falschen
Zeit* und damit auch mit *unzugehöriger
Wirkintensität* vollziehen. Dies soll nachfolgend am Beispiel einiger Erkran-
kungsformen näher erläutert werden.

So wird von der Anthroposophischen
Medizin für die *Migräne* als ein übergrei-
fendes Pathogeneseprinzip geltend gemacht, daß dem beschreibbaren Sympto-
menkomplex auf der funktionellen Ebene
eine Veränderung der Wirkintensität von
Stoffwechselprozessen im Gehirn zugrunde liege. Steiner zufolge ereignet sich ein
temporäres Versagen der Ich-Organisation mit der Folge, das diese die weiße
Substanz des Gehirnes nicht länger in
physiologische Weise zu durchdringen
vermag, was dann sekundär auch von
einem veränderten Eingreifen astralischer

und ätherischer Kräfte in die graue Hirnsubstanz begleitet ist. Aufgrund der dadurch insgesamt zu schwachen Intensität der Nerven-Sinnes-Tätigkeit im Gehirn entwickelt sich ein überschießender Stoffwechselprozeß im Bereich der weißen und grauen Hirnsubstanz, ein funktioneller »Durchbruch« des Stoffwechsel-Gliedmaßen- in das Nerven-Sinnes-System. Der bis dato feine, in geringer Intensität sich vollziehende, den Nervenprozessen und den rhythmischen Vorgängen untergeordnete Stoffwechselprozeß des Gehirnes hypertrophiert und induziert Substanzaufbauvorgänge, die die auf degenerativen Prozessen beruhende Nerventätigkeit behindern. Dadurch sind seelische Vorstellungs- und Sinneswahrnehmung erschwert. An Stelle eines Vermögens zur Wahrnehmung außermenschlich-umweltlicher Gegebenheiten in den Sinnesvorgängen und der Fähigkeit zur Entwicklung von gehirnvermittelten Vorstellungen im Nervenprozeß tritt der Schmerz als krankhafte körperliche Selbstwahrnehmung auf: »Es ist durchaus begreiflich, wie ein Mensch sich fühlen muß, der, statt daß er die Umwelt, die Außenwelt wahrnimmt, plötzlich gezwungen ist, daß Innere des Kopfes wahrzunehmen.« (STEINER, 1924, GA Bd. 312, S. 301).

Im *Kontrast* dazu stellt sich der *Typhus abdominalis* in anthroposophischer Anschauung als eine Erkrankungsform dar, der ein in pathologischer Weise übersteigerter Nervenprozeß im Bereich der Stoffwechselsphäre der Verdauungsorganisation funktionell zugrundeliegt. Die bakterielle Besiedelung der Darmschleimhaut ereignet sich demzufolge lediglich reaktiv auf ein vorausgehend zustandegekommenes Ungleichgewicht der menschlichen Organisationsglieder und der daraus folgenden Veränderung funktioneller Zusammenhänge: »Alles dasjenige, was physisch im Dünndarm auftritt einschließlich der Bazillen, alles das ist die *Reaktion* auf den Vorgang des Durchbruches der oberen Tätigkeit in die untere Tätigkeit des menschlichen Organismus. Alles das ist schon Folgeerscheinung.« (STEINER, 1924, ebenda). Für die typhösen Krankheiten wird innerhalb der Anthroposophischen Medizin also generell geltend gemacht, daß in ihrem Verlauf aufgrund veränderter Kräftekonstellationen des Gesamtorganismus Nervenprozesse bzw. nervenbildende *Tendenzen* im Stoffwechselbereich auftreten, die dort infolge der lokalen Bedingungen freilich nicht zur Bildung neuronaler Strukturen führen können.

Charakterisiert sich das Leibesgeschehen in der Sphäre des Stoffwechsels dadurch, daß Ich und Astralleib sich innig mit den physisch-vitalen Prozessen des Organismus verbinden, also eine Dynamik aufweisen, sich in das Geschehen von physischen Leib und Bildekräfteleib hineinzu»inkarnieren«, so kennzeichnet sich demgegenüber die Nerven-Sinnes-Organisation generell dadurch, daß hier

Ich und Astralleib nur anfänglich organbildend tätig sind, dann aber, nachdem sie sich ein Abbild ihrer Tätigkeit geschaffen haben, aus dieser organbildenden Tätigkeit zurückziehen, sich gegenüber dem Leibesgeschehen also relativ »exkarnieren«. Wie bereits kurz skizziert, gilt für den eigentlichen *Sinnesbereich* – die Sinnesorganbildung und die spätere Sinnestätigkeit – darüber hinaus, daß in ihm auch der Bildekräfteleib sich von der innerern Organisation fernhält, die Prozesse von daher weitgehend eine anorganische Tendenz aufweisen. Transloziert sich nun wiederum *diese* spezifische Kräftekonstellation, so entwickelt sich ein pathologisches Leibesgeschehen, das von Steiner wie folgt charakterisiert wurde: »Es kann an unrechter Stelle nicht nur die Tendenz eintreten im menschlichen Organismus, Nerven zu bilden, sondern an unrechter Stelle kann die Tendenz eintreten, die sonst nur in den Sinnesorganen wirkende Prozesse hervorrufen. Da wird der Stoffwechsel noch weitergetrieben als nur zu dem Punkt, wo er nervenbildend auftreten will, da wird der Stoffwechselprozeß getrieben bis zu der Tendenz, am unrechten Orte des menschlichen Organismus ein Sinnesorgan zu bilden. Und diese Tendenz liegt dem *Karzinom* zugrunde. So skeptisch man heute noch dem entgegensehen muß, so wird man immer mehr und mehr, gerade wenn man nun mit dieser Richtlinie histologisch usw. bei der Kar-
zinomuntersuchung vorgeht, sehen, daß dem Karzinom zugrundeliegt *ein an unrechter Stelle entstehen wollendes Sinnesorgan.*« (STEINER, 1924, ebenda, S. 72). Steiner skizzierte demnach die Entstehungsbedingungen der *karzinomatösen* Bildung in gewisser Hinsicht ebenfalls im Sinne einer Kräftedislokation, bei der originäre Bildetendenzen der menschlichen Sinnesorganisation sich fern ihres eigentlichen Wirkungsbereiches geltend machen. »Das besondere Verhältnis von Karzinom und Sinnesorgan geht nicht von dem Gewordenen der physischen Bildung aus, sondern allein von den Kräften und Prozessen, die sie hervorrufen.« (SIEWEKE, 1967). Auf weitere Aspekte des Krebsgeschehens aus Sicht der anthroposophischen Medizin wird in einem eigenständigen Beitrag detailliert eingegangen werden.

Der tumorös-karzinomatösen Abweichung vom physiologischen Lebensprozeß ist unter einem gewissen Aspekt die Gesamtheit der entzündlichen Krankheitstendenzen polarisch gegenüberzustellen. Steiner zufolge liegt bei letzteren nicht nur ein hypertropher, ungeregelter Lebensprozeß vor, sondern unter systemischen Gesichtspunkten wiederum eine ins Nerven-Sinnes-System dissoziierte Stoffwechseltätigkeit. Am Beispiel des *Heuschnupfens* beschrieb er, wie aufgrund einer konstitutionellen Wesengliederalteration (Schwäche des Astralleibes in der Sinnesperipherie) übermäßige Stoffwechselprozesse in die Peripherie der Sinnesorganisation zentrifugal einzustrahlen vermögen und dort nicht oder nur unzulänglich von den astralischen Abbaukräften erfaßt werden. Sie überfluten dadurch die Sinnesbezirke mit hier nicht hingehörigen Vitalprozessen.

Obwohl im Rahmen dieser Darstellung nicht der Raum ist, ein um anthroposophische Gesichtspunkte erweitertes Verständnis von Krankheits- und Gesundheitsprozessen im einzelnen ausführlich zu entwickeln und in dieser Hinsicht auf ausführlichere Darstellungen verwiesen werden muß (SIEWEKE, 1967; HUSEMANN/WOLFF, 1993; SELG, 1995), soll durch das hier Skizzierte angedeutet werden, daß es Anliegen der Anthroposophischen Medizin ist, über die Erfassung von Einzelprozessen hinaus übergreifende Gestalt- und Funktionsprinzipien des menschlichen Organismus herauszuarbeiten und daraus auch neue Fragerichtungen für empirische Forschungsaktivitäten zu gewinnen.

......................................................

## Einige Aspekte zur Therapie

Da Einzelheiten über das Heilmittelverständnis, die Heilmittelgewinnung und Heilmittelapplikation der Anthroposophischen Medizin an anderer Stelle dargestellt werden, soll nachfolgend lediglich an einem Beispiel veranschaulicht werden, welche therapeutischen Aspekte

sich aus dem bisher Dargestellten ergeben können.

Die Anthroposophische Medizin betrachtet die verschiedenen Formen des Materiellen prinzipiell als verdichtete, fixierte Stadien von Substanzbildevorgängen, als Endprodukt prozessualer Vorgänge, die den vorfindbaren Formen der Substanz vorausgehen und in ihrer wirksamen Kräftedynamik therapeutisch von Interesse sind; Steiner verwandte in medizinischen Vorträgen beispielsweise wiederholt den Begriff des Kieselsäure-*Bildeprozesses.*

Der dynamischen Substanzvorgänge bedienen sich auch die vier menschlichen Organisationsglieder zur Vollbringung ihrer organischen Aufgaben: »Im Tun liegt das Wesen des Organismus, nicht in seinen Substanzen. *Die Organisation ist nicht ein Stoffzusammenhang, sondern eine Tätigkeit.*« (STEINER und WEGMANN, 1972, GA Bd. 27, S. 90). Dabei stehen die jeweiligen Substanzprozesse innerhalb des Organismus zwar in Beziehung zu den entsprechenden außermenschlichen Vorgängen, befinden sich jedoch generell in einem realen Überwindungsverhältnis zu diesen: »Wir sind dadurch Menschen, daß wir die entgegengesetzten Prozesse in uns tragen, daß wir also dem Kiesel-Bildungsprozeß entgegenwirken können und den *entgegengesetzten Pol* in uns tragen.« (STEINER, 1924, GA Bd. 313, S. 20).

In therapeutischer Hinsicht ist es

nach anthroposophischer Auffassung aufgrund dieser Voraussetzungen u. a. möglich, durch die in adäquater Weise dem Organismus zugeführten und von ihm verinnerlichten (überwundenen) Substanzprozesse den menschlichen Organisationsgliedern temporär ihre physiologisch notwendigen, aber in krankhaften Zuständen nur unzureichend ausgeführten Aufgaben abzunehmen, also Lebensprozesse vorübergehend von außen zu regulieren, bis die Organisationsglieder in ihrem ursprünglichen Wirkgefüge wiederhergestellt sind. Neben ihrer *funktionssubstituierenden* und damit die Wesensglieder entlastenden Bedeutung kommt dabei den Heilmittelprozessen zugleich auch die Aufgabe zu, die innere Organisation wiederum zur Wahrnehmung ihrer Tätigkeit *anzuregen* – »so daß sie von sich aus wieder kann, was man ihr eine Zeit lang abgenommen hat«. (STEINER, 1924, GA Bd. 319, S. 66).

Für die anthroposophische Therapie der Migräne hat dies zur Entwicklung eines aus Kieselsäure, Eisen und Schwefel bestehenden Kombinationspräparates geführt. Über die physiologische Bedeutung der dem menschlichen Organismus eigenen Kieselsäureprozesse für die Funktionstätigkeit des Nerven-Sinnes-Systems sagte Steiner: »Die Kieselsäure zeigt die Eigentümlichkeit, wenn sie in menschliche Organismen eindringt und

von ihr überwunden wird, aufgenommen zu werden von den Prozessen des Nerven-Sinnes-Systems; so daß man, wenn man geistig schauen kann, was im Nerven-Sinnes-System des Menschen vorgeht, einen wunderbar feinen Prozeß sieht, der in der Kieselsäuresubstanz wirkt«. (STEINER, 1924, ebenda, S. 172).

Im einzelnen führte Steiner dann weiter aus, daß der organische Abbauprozeß, der der menschlichen Nervenbildung und Nerventätigkeit zugrunde liegt und die Vorstellungsbildung ermöglicht, mit dem außermenschlichen Kieselsäure-Bildungsprozeß im Prinzip *identisch ist,* lediglich frühzeitiger im Organismus begrenzt wird: »Und zwar haben sie den Vorgang, der sich heute im Menschen abspielt, aber nur sich aufhält im Status nascendi, im Moment des Entstehens, diesen Prozeß, der sich abspielt im Abbauen des materiellen Prozesses, der dem Nervensystem zugrundeliegt, (...) den haben sie kosmisch draußen vorhanden beim Entstehen der Kieselsäure, überall, wo sie in der Natur auftritt.« (STEINER, 1924, ebenda, S. 65).

Danach lebt die gesamte, primär auf eine dissimilatorische organische Tätigkeit angelegte Nerven-Sinnes-Organisation funktionell von Kieselsäure-Bildeprozessen. Bei der medikamentösen Therapie der der Migräne zugrundeliegenden Prozeßdislokation geht es in erster Linie darum, den eigentlichen Nervenprozeß zu intensivieren sowie dem Nerven-Sinnes-System seine hypertrophe und nicht zu ihm gehörige, also systemfremde Stoffwechseltätigkeit abzunehmen und diese wieder dem Gesamtorganismus einzufügen. Die therapeutisch notwendige Intensivierung der Ich-Organisationstätigkeit im Bereich der weißen Substanz wird dabei nach Steiner durch die Anwendung der potenzierten Kieselsäure erreicht, indem diese dem menschlichen Organismus den von Ich-Organisation und Astralleib nicht ausreichend bewältigten Stoffwechsel vorübergehend abnimmt. Zugleich gelingt es im Sinne des oben Gesagten der wirksamen Kieselsäure, die menschliche Ich-Organisation wiederum reaktiv in die weiße Hirnsubstanz »hineinzutreiben«. Die Therapie der Migräne zielt insofern primär darauf, daß eine Anregung der organismuseigenen Tätigkeit im Nerven-Sinnes-Bereich erreicht wird.

Mit der Tatsache, daß die veränderte Stoffwechselsituation des Gehirnes im Migränezustand auch mit einer gestörten Rhythmik der Blutzirkulation einhergeht, begründete Steiner die Notwendigkeit, neben Kieselsäure auch potenziertes Eisen zu applizieren. Denn ihm zufolge kommt den Prozeßkräften des Eisens innerhalb des menschlichen Organismus u. a. die physiologische Aufgabe zu, regulierend in die Beziehung zwischen nahrungsabhängigem Stoffwechsel und rhythmischer Blutzirkulation einzugreifen, was eine gewisse

Unterdrückung der Stoffwechseltätigkeit bedeutet. Im akuten Migräneanfall angewandt, zielt der Eisenprozeß dahin, ein erneutes rhythmisches Eingliedern des Verdauungsprozesses in den Gesamtzusammenhang des Organismus zu ermöglichen und trägt solchermaßen zur Normalisierung des gestörten Verhältnisses der drei Funktionssysteme bei.

Schließlich soll mit dem potenzierten Schwefelprozeß die eigentliche Verdauungstätigkeit des menschlichen Organismus reguliert werden, die durch die lokalen Veränderungen im Gehirn insgesamt in Mitleidenschaft gezogen wird (»Im menschlichen Organismus geschieht nichts, ohne daß etwas anderes auch beeinträchtigt wird.« [STEINER, 1924, ebenda, S. 192]). Diese Stoffwechselregulation ist nach Steiner auch in dem Sinne eminent wichtig, daß sie die physiologische Verinnerlichung und *zentralnervöse Orientierung* der therapeutisch entscheidenden Kieselsäuresubstanz zu gewährleisten vermag; denn der Schwefel enthält nach den Erkenntnissen der anthroposophischen Geisteswissenschaft denjenigen Prozeß, »durch den der dem Verdauungssystem zugeneigte Rhythmus verwandelt wird in den, der der Atmung zugeneigt ist«. (STEINER, 1924, GA Bd. 27, S. 129).

## Ausblick

Die anthroposophische Medizin verstand und versteht sich seit ihrer Begründung durch Rudolf Steiner als eine um geisteswissenschaftliche Forschungsmethoden und Erkenntnisse erweiterte naturwissenschaftliche Medizin. Angestrebt wird nicht die definitive Formulierung eines Lehrgebäudes mit axiomatischen Grundsätzen – vielmehr sollen »die aus der anthroposophischen Forschungsart sich für die Medizin ergebenden *Anregungen*« (STEINER, 1924, GA Bd. 314, S. 75) als solche genommen, in der Paxis erprobt und auch wissenschaftlich weiterbearbeitet werden. Erkenntnisanliegen ist es, in methodischer Weise grundlegende, übergreifende Ordnungsprinzipien der menschlichen Existenz, des Leibesgeschehens, der Vorgänge in Erkrankung und Gesundung herauszuarbeiten. Die sich daraus ergebenden Gesichtspunkte für ein Verständnis von Gesundheit und Krankheit sind durch einen auschließlich naturwissenschaftlich-kausalanalytischen Rekurs auf die jeweils kleinsten Einheiten des menschlichen Leibes nicht zu erreichen. Als wesentlichste Konsequenz ergeben sich so aus der Anthroposophie neue Fragen oder vielmehr Fragerichtungen für die Medizin, die im Rahmen des nur naturwissenschaftlich orientierten Wissenschaftsbetriebes ausgeklammert werden:

»*Vom Aufwerfen der Fragen hängt es eigentlich ab, wieweit man in der Erkenntnis kommt und wieweit man im menschlichen Handeln auf allen Gebieten kommt. Wo Fragen erst gar nicht aufgeworfen werden, da lebt man eigentlich in einer Art wissenschaftlichen Nebels. Man verdunkelt sich den freien Ausblick in die Wirklichkeit selber.*« (STEINER, 1924, ebenda, S. 84).

## Literatur

HENSEL, HERBERT: *Biologische Reaktionsweisen und Therapie. In: Hübner G., Hensel H. (Hrsg.): Biologische Medizin – Grundlagen ihrer Wirksamkeit, Heidelberg 1977, S. 180-193*

HENSEL, HERBERT: *Zur Problematik des Wissenschaftsbegriffes in der Medizin In: Hübner G., Hensel H. (Hrsg.): Biologische Medizin – Grundlagen ihrer Wirksamkeit, Heidelberg 1977, S. 82-101*

HENSEL, HERBERT: *Zum Verhältnis von Anthroposophie und Hochschule. In: Stawe U. (Hrsg.): Wissenschaft und Anthroposophie, Stuttgart 1989, S. 70-78*

HUSEMANN, FRIEDRICH/WOLFF, OTTO: *Das Bild des Menschen als Grundlage der Heilkunst, 3 Bände, Stuttgart 1993*

KIENLE, GERHARD: *Anthroposophische Medizin. In: Seidler, E. (Hrsg.): Wörterbuch medizinischer Grundbegriffe, Freiburg 1979, S. 33-37*

MATTHIESSEN, PETER F.: *Der Organismusbegriff und seine Bedeutung für die Onkologie. In: Matthiessen P. F., Tautz Ch. (Hrsg.): Onkologie im Spannungsfeld konventioneller und ganzheitlicher Betrachtung, Berlin, Wien, San Francisco 1988, S. 1-22*

SELG, PETER: *Versuch einer Systematik der humanphysiologischen Vorstellungen Rudolf Steiners. Dissertation, Witten/Herdecke 1995*

SIEWEKE, HERBERT: *Anthroposophische Medizin – Studien zu ihren Grundlagen, Dornach 1967*

STEINER, RUDOLF: *Gesamtausgabe (GA) Dornach 1956 ff. Insbesondere die Bände:*
– *Geisteswissenschaft und Medizin, GA 312, Dornach 6. Auflage 1985;*
– *Geisteswissenschaftliche Gesichtspunkte zur Therapie, GA 313, Dornach 3. Auflage 1984;*
– *Physiologisch-Therapeutisches auf Grundlage der Geisteswissenschaft, GA 314, Dornach 3. Auflage 1989;*
– *Heilpädagogischer Kurs, GA 317, Dornach 7. Auflage 1985;*
– *Anthroposophische Menschenerkenntnis und Medizin, GA 319, Dornach 2. Auflage 1982*

STEINER, RUDOLF/WEGMAN, ITA: *Grundlegendes zu einer Erweiterung der Heilkunst, GA 27, Dornach 4. Auflage 1972*

**Postkarte für Kritik und Vorschläge an die Redaktion
des LoseblattSystems »Naturheilverfahren«**

*Sehr geehrte Damen und Herren, ...*

Diese Postkarte ist an die Redaktion (in Düsseldorf) adressiert und daher nicht geeignet
für geschäftliche Post an den Verlag (in Berlin) - siehe Impressum

# Bestellkarte

*Hiermit bestelle ich ein Exemplar
M. Bühring, F.H. Kemper (Hrsg.)*
**Naturheilverfahren**
Springer LoseblattSystem, DIN A5, 2 Bde.,
ca. 1.500 Seiten, Preis: DM 248,–
zuzügl. Porto und Verpackung

*Hiermit bestelle ich ein Exemplar
J. L'age-Stehr, E.B. Helm (Hrsg.)*
**AIDS und die Vorstadien**
Springer LoseblattSystem, DIN A5, 2 Bde.,
ca. 1.800 Seiten, Preis: DM 248, –
zuzügl. Porto und Verpackung

*Hiermit bestelle ich ein Exemplar
O. P. Schaefer (Hrsg.)*
**Praxis und Computer**
Springer LoseblattSystem, DIN A5, 2 Bde.,
ca. 1.100 Seiten, Preis: DM 248, –
zuzügl. Porto und Verpackung

*Hiermit bestelle ich ein Exemplar
A. Beyer, D. Eis (Hrsg.)*
**Praktische Umweltmedizin**
Springer LoseblattSystem, DIN A5, 2 Bde.,
ca. 1.100 Seiten, Preis: DM 248, –
zuzügl. Porto und Verpackung

*Hiermit bestelle ich ein Exemplar
P. G. Allhoff, J. Leidel, G. Ollenschläger,
H. P. Voigt*
**Präventivmedizin**
Springer LoseblattSystem, DIN A5,
ca. 650 Seiten, Preis: DM 178, –
zuzügl. Porto und Verpackung

*Diese Bestellung kann ich innerhalb von 14 Tagen
widerrufen. Dazu genügt eine einfache Postkarte.
Von dieser Garantie habe ich Kenntnis genommen
und bestätige das mit meiner zweiten Unterschrift.*

Datum                    Ihre Unterschrift

Datum                    Ihre Unterschrift

The manufacturer's authorised representative in the EU is Springer
Nature Customer Service Centre GmbH, Europaplatz 3, 69115 Heidelberg,
Germany. If you have any concerns regarding our products, please
contact ProductSafety@springernature.com

Printed and bound by CPI Group (UK) Ltd, Croydon, CR0 4YY

28/04/2026

02098478-0006